医药高等职业教育新形态教材

护理医学基础

（供护理、助产专业使用）

主　编　徐益荣　孙　静　卢玉仙
副主编　闻　纯　王　峰　高　薇
编　者　（以姓氏笔画为序）
王　峰（江苏医药职业学院）
孔维敏（盐城市第一人民医院）
卢玉仙（江苏医药职业学院）
孙　静（江苏医药职业学院）
闻　纯（江苏医药职业学院）
高　薇（江苏医药职业学院）
徐　莉（江苏医药职业学院）
徐益荣（江苏医药职业学院）

中国健康传媒集团
中国医药科技出版社

内容提要

本教材是“医药高等职业教育新形态教材”之一，集理论教学和PBL教学为一体，将护理基础知识进行整合，并联系临床课程，达到理论联系实践的目标。本教材将基础课程（人体解剖、生理学、病理学）与临床课程（内科护理、外科护理）进行有机融合，形成以人体器官系统为主的系统整合课程，使片面知识系统化。本教材为书网融合教材，即纸质教材有机融合电子教材，教学配套资源（PPT、微课、视频等），使教材立体化，便教易学。

本教材主要供高等职业院校护理、助产专业师生使用。

图书在版编目（CIP）数据

护理医学基础/徐益荣，孙静，卢玉仙主编. —北京：中国医药科技出版社，2023.12

医药高等职业教育新形态教材

ISBN 978-7-5214-4336-3

Ⅰ.①护…　Ⅱ.①徐…②孙…③卢…　Ⅲ.①护理学-高等职业教育-教材　Ⅳ.①R47

中国国家版本馆CIP数据核字（2023）第236110号

美术编辑　陈君杞

版式设计　友全图文

出版　**中国健康传媒集团**｜中国医药科技出版社

地址　北京市海淀区文慧园北路甲22号

邮编　100082

电话　发行：010-62227427　邮购：010-62236938

网址　www.cmstp.com

规格　787×1092mm $^{1}/_{16}$

印张　9 $^{1}/_{2}$

字数　192千字

版次　2023年12月第1版

印次　2023年12月第1次印刷

印刷　北京印刷集团有限责任公司

经销　全国各地新华书店

书号　ISBN 978-7-5214-4336-3

定价　68.00元

医药高等职业教育新形态教材

建设指导委员会

医药高等职业教育新形态教材

评审委员会

数字化教材编委会

主　编　徐益荣　孙　静　卢玉仙

副主编　闻　纯　王　峰　高　薇

编　者　（以姓氏笔画为序）

王　峰（江苏医药职业学院）

孔维敏（盐城市第一人民医院）

卢玉仙（江苏医药职业学院）

孙　静（江苏医药职业学院）

李　芳（江苏医药职业学院）

周滋霞（江苏医药职业学院）

闻　纯（江苏医药职业学院）

高　薇（江苏医药职业学院）

徐　莉（江苏医药职业学院）

徐益荣（江苏医药职业学院）

前　言

本教材是“医药高等职业教育新形态教材”之一，主要面向“4+2”分段式中高职教育的高职阶段，或三年全日制护理、助产专业学生。针对中高职衔接的学生基础课程较弱这一点，本教材对以器官系统为中心的课程体系进行改进和深化，对基础医学各课程的内容进行融合，有效地实现了基础与临床的对接，强化了中高职对接学生的理论知识。

本教材将基础课程与临床课程（内科护理、外科护理）进行有机融合，形成以人体器官系统为主线的整合课程：运动系统、神经系统、呼吸系统、消化系统、心血管系统、内分泌系统、泌尿系统。该课程设置使学生能够更好地将理论与实践结合，基础与临床相结合，将以传统的学科为中心的教学转变为以人体系统为中心的教育，使片面的知识系统化。同时开发基于器官系统整合的案例，实施PBL教学，有助于培养学生自主学习能力，发挥学生主观能动性，使具备发现问题、解决问题及创新能力。

本教材为书网融合教材，即纸质教材有机融合电子教材，教学配套资源（PPT、微课、视频等），使教材立体化，便教易学。本教材主要供高等职业院校护理、助产专业师生使用。

本教材由多位从事教学一线的老师、临床专家编写而成，编写过程中，大家付出了辛勤的努力，精益求精，同时也得到了各参编单位和中国医药科技出版社的支持和帮助，在此一并表示衷心的感谢！

限于编者水平，难免有疏漏和不足之处，敬请读者批评指正。

编　者

2023年8月

目 录

第一章　运动系统解剖与疾病

第一节　四肢的解剖结构与常见疾病

PPT　　微课

学习目标

知识目标

1. 掌握四肢的解剖结构及解剖特点。
2. 熟悉四肢常见疾病的特点。

技能目标

1. 能够分析四肢骨折常见疾病的发病基础。
2. 能够指导患者进行疾病的预防。

素质目标

关爱老年人，防治骨质疏松。

【理论知识】

一、上肢骨

1. 锁骨　呈“~”形弯曲，横于胸廓前上方（图1-1）。其内侧端粗大，与胸骨柄的锁切迹相关节，称胸骨端；外侧端扁平，与肩胛骨的肩峰形成关节，称肩峰端。锁骨内侧2/3段呈三棱柱形，凸向前；外侧1/3段扁平，凸向后；锁骨中、外1/3交界处是锁骨骨折最常发生的地方。锁骨可支撑肩胛骨，使肩胛骨远离躯干，保证上肢灵活运动等。

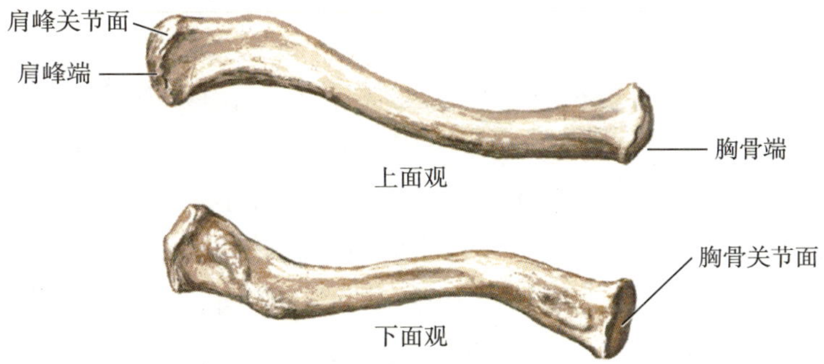

图1-1　锁骨

2.肩胛骨 是三角形的扁骨，贴于胸廓的后外侧上份，介于第 2～7肋骨之间（图1–2）。它有2个面、3个缘、3个角和3个窝。肩胛骨前面为一大的浅窝，称肩胛下窝；后面有一横列的骨嵴，称肩胛冈，冈上、下方的浅窝，分别称冈上窝和冈下窝；肩胛冈向外上方伸展膨大形成肩峰，与锁骨肩峰端相关节。上缘短而薄，外侧份有肩胛切迹，切迹外侧向前伸出的指状突起，形似鸟嘴，故称喙突；内侧缘薄锐，与脊柱相对，又称脊柱缘；外侧缘肥厚，邻近腋窝，又称腋缘。上缘与脊柱缘的相交形成上角，平对第2肋；脊柱缘与腋缘相交形成下角，平对第7肋或第7肋间隙，为计数肋的标志；腋缘与上缘相交形成外侧角，最为肥厚，有朝向外上的梨形关节面，称关节盂，与肱骨头形成肩关节。盂的上、下方各有一小的粗糙隆起，分别称盂上结节和盂下结节。

肩胛冈、肩峰、肩胛骨下角、内侧缘及喙突都可在体表摸到。

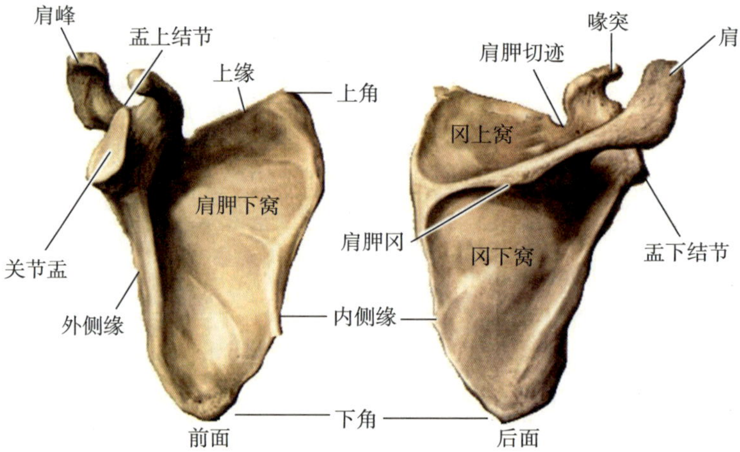

图 1–2 肩胛骨

3.肱骨 位于臂部（图1–3），是典型的长骨，分为上、下两端及肱骨体。上端膨大，称肱骨头，其朝向上后内方的半球形关节面，与肩胛骨的关节盂相关节；肱骨头周围的环形浅沟，称解剖颈。肱骨头的外侧面和前面分别有隆起的大结节和小结节，大、小结节向下延长形成大结节嵴和小结节嵴，两结节间的浅沟称结节间沟。上端与体的交界处稍细，称外科颈，为较易发生骨折之处。

肱骨体上段呈圆柱形，下段呈三棱柱形，中部的外侧面有粗糙的三角肌粗隆。体后面中部有自内上斜行向外下的浅沟，称桡神经沟，桡神经沿此沟经过，当肱骨中部骨折时易伤及此神经。体的内侧缘近中点处有开口向上的滋养孔。

下端宽扁，外侧部前面呈半球状的关节面称肱骨小头，与桡骨相关节；内侧部呈滑车状的关节面称肱骨滑车，与尺骨形成关节。肱骨小头的外上方和滑车的内上方各有一突起，分别称为外上髁和内上髁。下端的后面，内上髁后方的浅沟，称尺神经沟，尺神经由此经过。滑车后面上方的深窝，称鹰嘴窝，伸肘时容纳尺骨鹰嘴。肱骨下端与体交界处，即相当于肱骨内、外上髁的稍上方，骨质较薄弱，小儿易发生肱骨髁上骨折。

体表可触及肱骨大结节和内、外上髁。

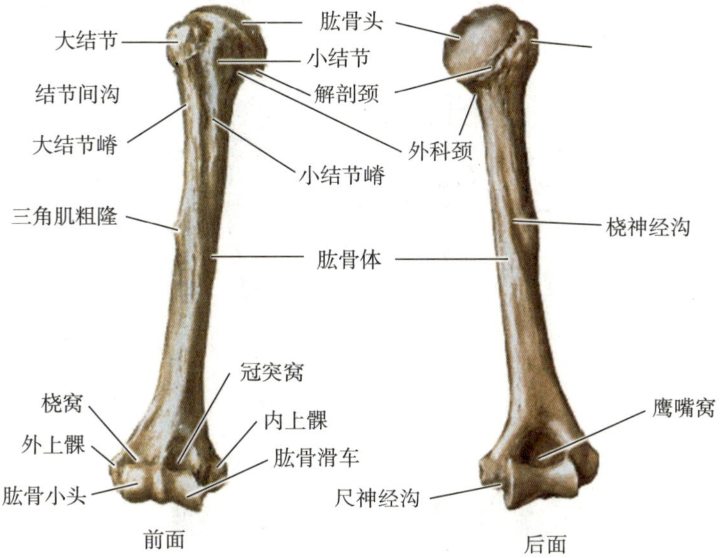

图 1-3　肱骨

4.桡骨　位于前臂外侧部（图1-4），分为一体两端。上端稍膨大，称桡骨头，头顶面的关节凹与肱骨小头相关节；头周缘为环状关节面与尺骨的桡切迹相关节；头下方略细处称桡骨颈，颈下份的前内侧有粗糙的桡骨粗隆。桡骨体呈三棱柱形，内侧缘为薄锐的骨间缘。下端前凹后凸，外侧份向下突出称桡骨茎突，内侧面的关节面，称尺切迹，与尺骨头相关节；下端底面为腕关节面，与腕骨形成桡腕关节。

桡骨茎突和桡骨头都可在体表摸到。

5.尺骨　位于前臂的内侧部（图1-4），分为一体两端。上端粗大，前面的深凹称滑车切迹，与肱骨滑车相关节；切迹后上方的突起称鹰嘴，前下方的突起称冠突，冠突外侧面有桡切迹，与桡骨头相关节；冠突前下方的粗糙隆起，称尺骨粗隆。尺骨体上段粗，下段细，外侧缘锐利与桡骨相对，称骨间缘。下端称尺骨头，其前、外、后三面的关节面与桡骨的尺切迹相关节；下面光滑，借关节盘与腕骨隔开；后内侧端向下的突起称尺骨茎突，比桡骨茎突高约1cm。

尺骨鹰嘴、尺骨后缘全长、尺骨头和茎突，都可在体表摸到。

6.手骨　包括腕骨、掌骨和指骨（图1-5）。

（1）腕骨　8块，均为短骨，排成近侧与远侧两列。近侧列由桡侧向尺侧依次为：手舟骨、月骨、三角骨和豌豆骨。远侧列由外侧向内侧依次为：大多角骨、小多角骨、头状骨和钩骨。8块腕骨构成的掌面凹陷称腕骨沟。手舟骨、月骨和三角骨的近侧面共同形成椭圆形的关节面，参与构成桡腕关节。

（2）掌骨　5块，属长骨，由拇指侧向小指侧，分别称为第1～5掌骨。掌骨近侧端为底，远侧端为头，中间为体。第1掌骨底有鞍状关节面，与大多角骨构成关节。

（3）指骨　属长骨，共14块，拇指2块，其余各指均为3节，由近侧至远侧，依次称近节指骨、中节指骨和远节指骨。每块指骨均可分为底、体和指骨滑车。远节指骨的远侧端掌面粗糙，称远节指骨粗隆。

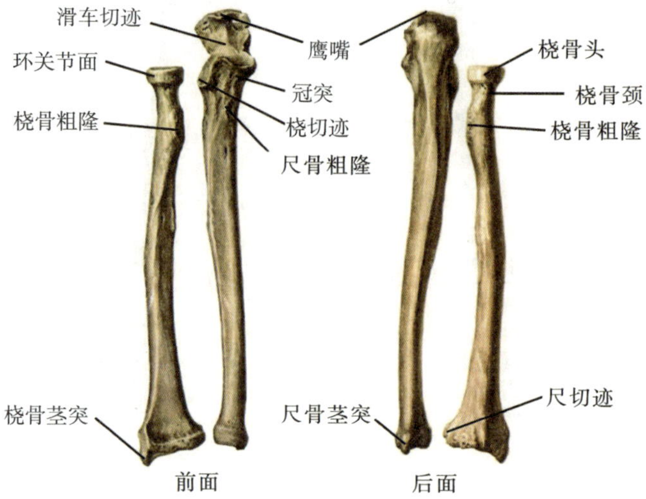

图 1-4　尺桡骨

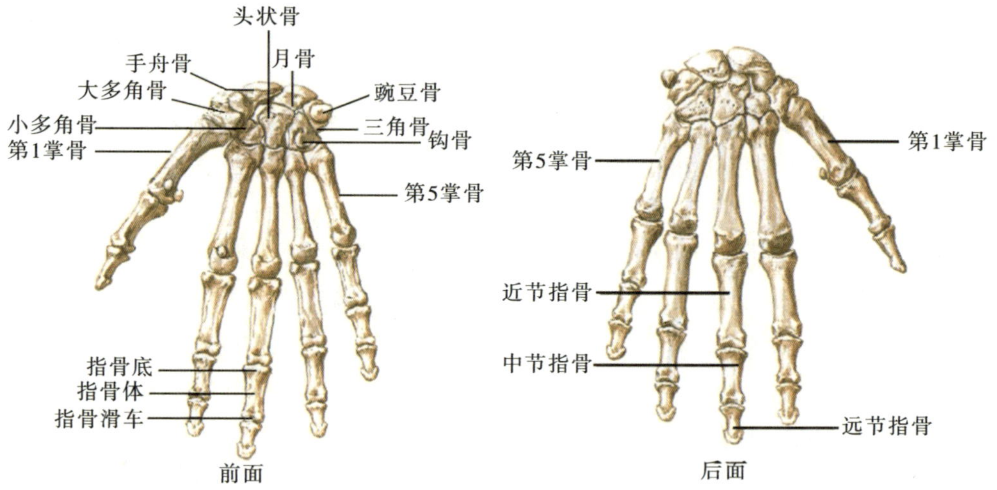

图 1-5　手骨

二、下肢骨

1.髋骨　是不规则骨，左右各一（图1-6）。由髂骨、耻骨和坐骨融合构成，幼年时期三骨之间为软骨结合，16岁左右发生骨化融合。

（1）髂骨　构成髋骨上部，分为髂骨体和髂骨翼。髂骨体肥厚，构成髋臼的上2/5。髂骨翼扁阔，位于体的上方，上缘肥厚、游离，称髂嵴。髂嵴前端为髂前上棘，后端为髂后上棘；距髂前上棘5～7cm处向外的突起，称髂结节；在髂前、后上棘的下方各有一突起，分别称髂前下棘和髂后下棘。髂骨翼内面光滑凹陷称髂窝，髂窝下界的圆钝骨嵴称弓状线，弓状线后端相接的粗糙关节面称耳状面，与骶骨相关节；髂骨外面称臀面，为臀肌的附着处。

（2）坐骨　构成髋骨后下部，分为坐骨体和坐骨支。坐骨体粗壮，组成髋臼的后下2/5；坐骨体后缘的尖锐突起为坐骨棘，坐骨棘后下有坐骨小切迹，坐骨棘与髂后下棘之间有坐骨大切迹。坐骨体后下部肥厚而粗糙称坐骨结节，是坐立位时的坐骨最低部，可在体表摸到。坐骨结节向前内延续为坐骨支，与耻骨下支连结，围成闭孔。

（3）耻骨　分为耻骨体和上、下支，构成髋骨前下部。耻骨体组成髋臼的前下1/5，与髂骨体结合处形成髂耻隆起，由此向前内延续为耻骨上支，耻骨上支末端急转向下，形成耻骨下支。耻骨上支上缘的锐利骨嵴称耻骨梳，向后与弓状线相续，向前终止于耻骨结节；耻骨上、下支移行处的内侧面为椭圆形粗糙面，称耻骨联合面。从耻骨结节到耻骨联合面上缘的粗钝上缘为耻骨嵴。耻骨结节和耻骨嵴均可在体表摸到。

髋骨中部朝向下外侧的深窝称髋臼，由髂骨、坐骨、耻骨共同形成。髋臼内半月形的关节面称月状面，中央的凹陷称髋臼窝，髋臼下缘的缺口称髋臼切迹。髋臼与股骨头形成髋关节。

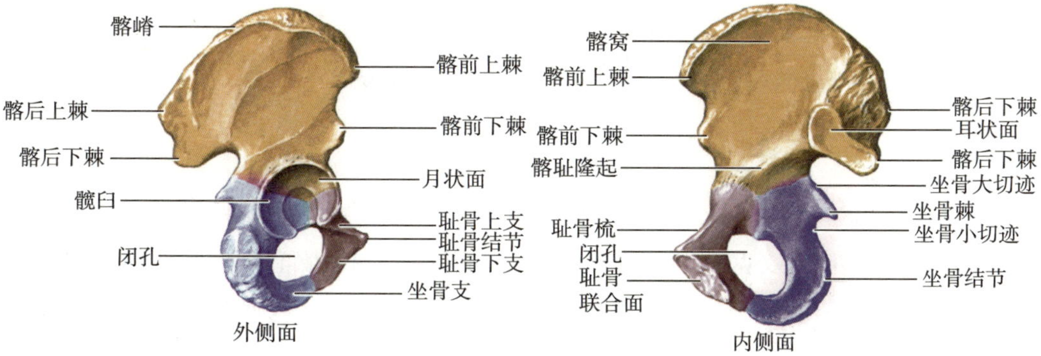

图 1-6　髋骨

2.股骨　是人体最长最结实的长骨，其长度约占身高的1/4，分为一体两端（图1-7）。

上端朝向前内上方，末端膨大呈球形，称股骨头，头下较狭细的部分称股骨颈。颈与体连接处上外侧的隆起称大转子，内下方的隆起称小转子，大、小转子间前面为转子间线，后面为转子间嵴。大转子是重要的体表标志，可在体表摸到。股骨头关节面近中央处有股骨头凹，有股骨头韧带附着。

股骨体稍向前弯曲，上段呈圆柱形，中段呈三棱柱形，下段前后略扁。体后面有纵行的骨嵴，称粗线，此线向上续于臀肌粗隆。在粗线中点附近有开口朝下的滋养孔。

下端两个突向下后方的膨大，分别称内侧髁和外侧髁，内、外侧髁前面相连形成的关节面称髌面，后面形成的深窝称髁间窝。两髁侧面突起，分别形成内上髁和外上髁，是重要的体表标志。

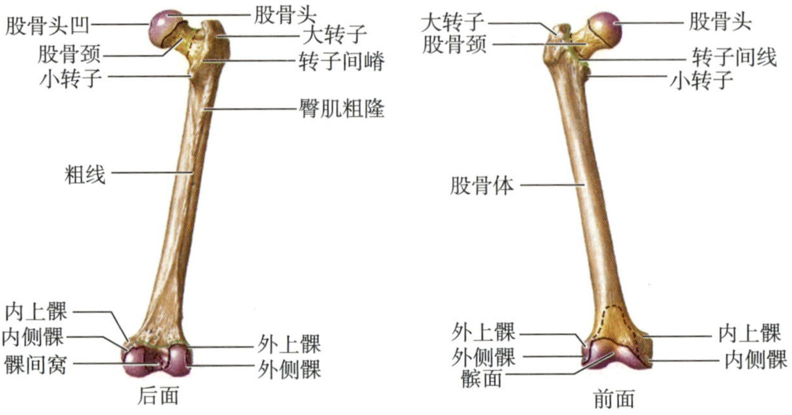

图 1-7　股骨

3.髌骨　全身最大的籽骨，位于股四头肌腱内，上宽下尖，前面粗糙，后面有关节面，是维护膝关节正常功能的重要结构（图1–8）。

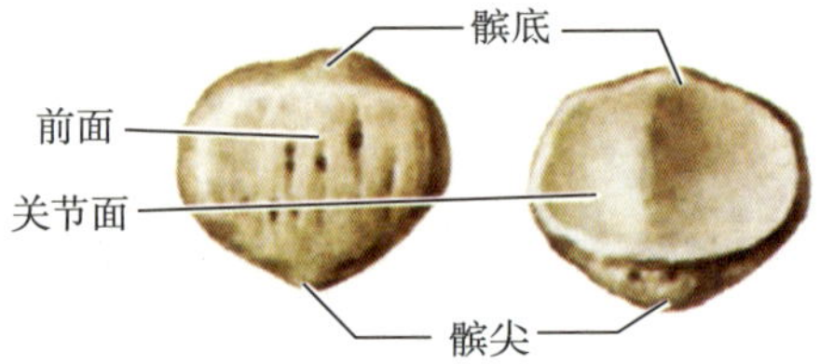

图 1-8　髌骨

4.胫骨　是粗壮的长骨，位于小腿内侧部，分为一体两端（图1–9）。上端膨大，形成内侧髁和外侧髁。两髁顶面中部有粗糙的髁间隆起，髁间隆起的两侧是与股骨内、外侧髁相关节的关节面。外侧髁的后下方有腓关节面，与腓骨头相关节。上端前面的隆起称胫骨粗隆。内、外侧髁和胫骨粗隆都是体表可摸到的重要标志。胫骨体呈三棱柱形，前缘和内侧面都可在体表摸到；外侧缘称骨间缘，有小腿骨间膜附着。体后面上份有斜向下内的比目鱼肌线，上、中1/3交界处的附近有开口向上的滋养孔。胫骨下端内侧部向下的突起称内踝，可在体表摸到；下端外侧面有腓切迹，与腓骨相关节；下端底面有关节面，与距骨相关节。

5.腓骨　细长，位于胫骨的后外方，分为一体两端（图1–9）。上端稍膨大，称腓骨头，与胫骨相关节；头下方缩细，称腓骨颈。体的内侧缘锐利，称骨间缘，有小腿骨间膜附着；体内侧面近中点处有开口向上的滋养孔。腓骨下端膨大，形成外踝，它的内侧面有外踝关节面，参与形成距骨小腿关节。腓骨头和外踝都可在体表摸到。

6.足骨　包括跗骨、跖骨和趾骨（图1-10）。

（1）跗骨　共7块，均属短骨，排成前、中、后三列。后列包括前上方的距骨和后下方的跟骨；距骨上面前宽后窄的关节面，称距骨滑车，参与构成距小腿关节；跟骨后端隆突，称跟骨结节。中列为足舟骨，位于距骨的前方偏内侧，其内下方的隆起为舟骨粗隆，是一个重要体表标志。前列由内至外依次为内侧楔骨、中间楔骨和外侧楔骨，以及位于跟骨前方的骰骨。

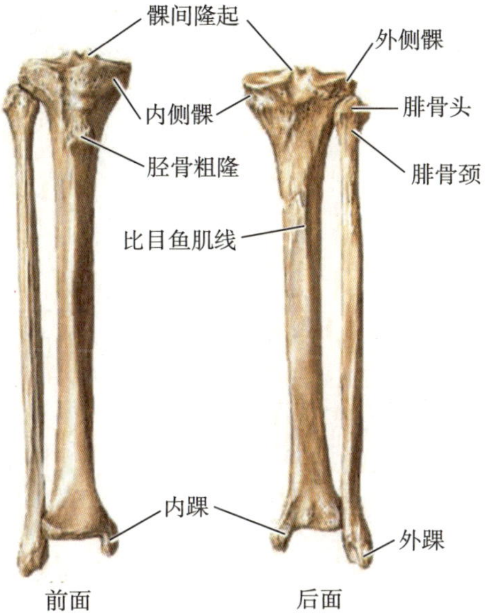

图1-9　胫骨和腓骨

（2）跖骨　共5块，为长骨，由内侧向外侧依次命名为第1～5跖骨。跖骨的形状和排列与掌骨相当，近侧端为底，中间为体，远侧端称头。第5跖骨底的外侧份突向后，称第5跖骨粗隆，在体表可摸到。

（3）趾骨　共14块，踇趾2节，其余各趾均3节。趾骨的形态和命名与指骨相同。

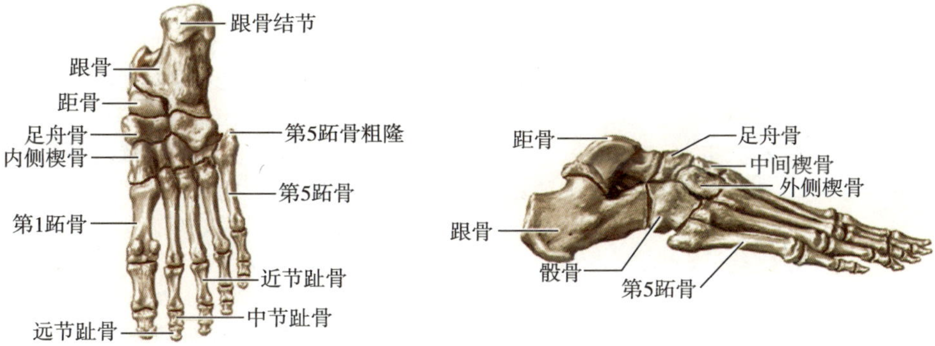

图1-10　足骨

【临床常见疾病】

常见疾病	特点	临床表现	其他
Colles骨折	伸直型骨折（Colles骨折）：指距桡骨远端关节面3cm内的骨折，并且远端向背侧移位。多见于中、老年有骨质疏松者	伤后局部疼痛、肿胀，可出现典型的畸形姿势，即侧面看呈“银叉”畸形，正面看呈“枪刺样”畸形。局部压痛明显，腕关节活动障碍	侧面看呈“银叉”畸形，正面看呈“枪刺样”畸形 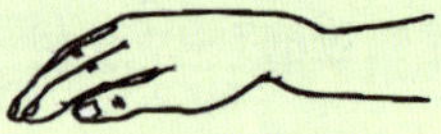 “银叉样”畸形 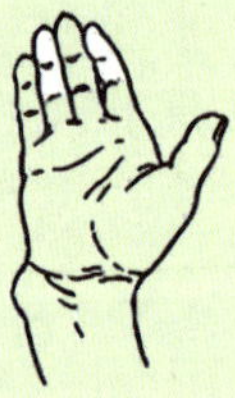 “枪刺样”畸形
股骨颈骨折	股骨颈骨折：指股骨颈与基底部之间的骨折。多发生于中、老年人，与骨质疏松有关	头下型和经颈型为关节囊内骨折，骨折时头的血液供应中断，使骨折不易愈合，易造成股骨头缺血性坏死。基底型由于骨折端血供良好，骨折较易愈合 股骨颈骨折受伤后髋部出现疼痛，不能站立或行走，患肢有短缩、内收、外旋畸形	头下型和经颈型为关节囊内骨折，骨折时头的血液供应中断，使骨折不易愈合，易造成股骨头缺血性坏死
股骨干骨折	股骨干骨折：指股骨小转子以下，股骨髁以上部位的骨折。多见于青壮年。股骨干骨折常由强大的直接或间接暴力引起	股骨干骨折，受伤后出现大腿疼痛、肿胀、皮下瘀斑，局部出现成角、短缩、旋转等畸形，患肢活动受限。检查时，局部有压痛，有异常活动、骨擦音。内出血500~1000ml，出血多者可伴有休克	休克
胫腓骨干骨折	胫腓骨干骨折：指胫骨平台以下到髁上的部分发生的骨折。以青壮年、儿童多见	局部疼痛、肿胀、反常活动、畸形和活动受限，开放性骨折可出现骨折端外露，伴有腓总神经、胫神经损伤时，出现足下垂或仰足的表现。伴有胫前及胫后动脉损伤时，则足背动脉和胫后动脉搏动消失，趾端苍白、冰凉。如果继发有骨筋膜室综合征，远端肢体出现疼痛、肿胀、麻木、肢体苍白、感觉消失	骨筋膜室综合征：由骨、骨间膜、肌间隔和深筋膜形成的骨筋膜室内肌肉和神经因急性严重缺血而发生的一系列病理改变。好发于前臂掌侧和小腿。晚期主要表现为“5P”症状，肢体因缺血而剧痛、皮肤苍白、感觉异常、麻痹、动脉搏动减弱或消失。骨筋膜室综合征一经确诊，应立即切开筋膜减压

【知识运用】

患者，男，35岁。重物砸伤左下肢疼痛肿胀1天，急诊入院。查体：T36.5℃，P121次/分，R21次/分，BP139/96mmHg，神志清，呼吸平稳，左下肢肿胀、压痛、活动受限，左足趾端血运、温度、感觉、活动正常，无既往史、过敏史。诊断为左闭合性胫骨骨折，即刻行左跟骨牵引治疗。

入院第2天患者左下肢肿胀较之前明显加重，并出现肢体远端皮温下降，感觉异常，运动受限，足背动脉不可触及，双下肢血管造影，提示左下肢动脉不显示，当晚即在全麻下行左胫骨切开复位内固定+血管移植术。术后皮肤温度正常，感觉运动障碍，足背动脉可触及。

问题1 ________________________________

解决方案 ________________________________

____

问题2 ________________________________

解决方案 ________________________________

____

问题3 ________________________________

解决方案 ________________________________

____

【课后任务】

思政元素：关注老年人，防止骨质疏松

思政元素

【目标检测】

1.患者，女，65岁。行走时不慎滑倒，左臀部着地，左髋部疼痛，不能站立、行走。查体：左臀部肿胀，有压痛，左下肢短缩、外旋、屈曲畸形。入院后给予皮牵引治疗。最有诊断意义的表现是

A.左髋部疼痛　　B.局部肿胀

C.局部压痛　　D.患侧肢体短缩、外旋、屈曲畸形

E.不能行走

2.患者，男，28岁，诊断为胫腓骨骨折。入院第2天出现患肢小腿部剧烈疼痛、进行性加重，严重肿胀，足趾麻木，足背动脉搏动微弱等症状。如果处理不及时，该患者最可能发生的并发症是

A.肾功能衰竭　　B.肢体坏疽
C.肺栓塞　　D.中毒性休克
E.死亡

3.患者，女，23岁。溜冰时不慎跌倒，主诉当时右手掌撑地，右腕部剧痛。查体：右腕部肿胀，活动障碍，局部呈“餐叉”畸形。该患者可能发生了

A.桡骨远端伸直型骨折　　B.桡骨远端屈曲型骨折
C.腕关节扭伤　　D.掌骨骨折
E.腕骨骨折

参考答案

第二节　脊柱的解剖与常见疾病

PPT　微课

学习目标

知识目标

1.掌握脊柱的解剖结构及解剖特点。

2.熟悉脊柱常见疾病的特点。

技能目标

1.能够分析脊柱常见疾病的发病基础。

2.能够指导患者进行疾病的预防。

素质目标

关爱老年人，防治脊柱疾病。

【任务导入】

患者，男，50岁。受风着凉后觉左侧颈根部、肩部、上臂疼痛，咳嗽、喷嚏时加重。查体：该患者颈部僵硬，向右侧倾斜，颈部活动受限，头颈后仰及向左侧旋转时疼痛加剧，颈部有压痛，左侧肩胛骨内侧缘、肩胛区与肩部均有压痛，并向左侧上肢放射。X线平片示颈曲有轻度侧弯，椎间孔变窄。

讨论：

1.颈椎的解剖特点有哪些？

2.脊柱的常见疾病有哪些？

3.引起脊柱疾病的原因有哪些？

4.颈椎病的临床表现有哪些？

【理论知识】

脊柱的解剖结构概述如下。

一、脊柱的组成

脊柱是由24块椎骨、1块骶骨、1块尾骨构成。

1.椎骨　幼年时为32或33块，包括颈椎7块、胸椎12块、腰椎5块、骶椎5块、尾椎3~4块。成年后5块骶椎融合成1块骶骨，3~4块尾椎融合成1块尾骨。

（1）椎骨的一般形态　椎骨为不规则骨，由前方的椎体和后方的椎弓构成。椎体和椎弓共同围成椎孔。所有椎孔相连而形成的管道，称为椎管，容纳脊髓（图1-11）。

1）椎体　呈短的圆柱状，是椎骨负重的主要部分。椎体表面为骨密质，内部为骨松质，上、下面粗糙，借椎间盘与相邻椎骨相连。

2）椎弓　椎弓是弓形的骨板，附着在椎体的后方。与椎体相连缩窄的部分，称椎弓根。根的上、下缘各有一切迹，称为椎上、下切迹。相邻椎骨的椎上、下切迹，围成椎间孔，有脊神经和血管通过。椎弓后部较宽的部分称为椎弓板。从椎弓上发出7个突起：棘突1个，由椎弓后面正中伸向后方或后下方；横突1对，伸向两侧；关节突2对，在椎弓根和椎弓板结合处分别向上发出一对上关节突、向下发出一对下关节突。相邻上、下关节突构成关节突关节。

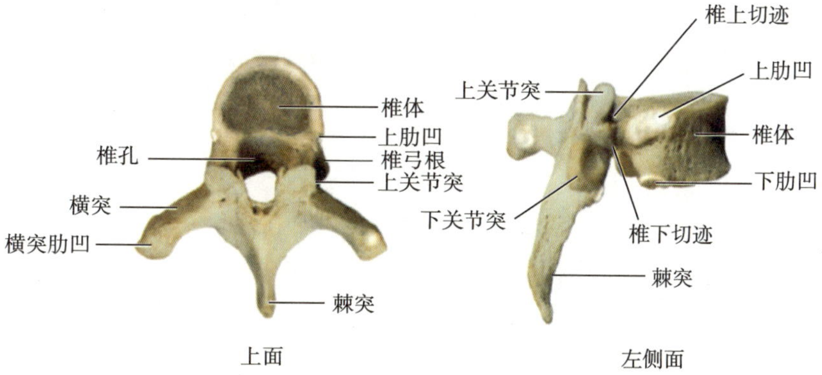

图1-11　胸椎

（2）各部椎骨的主要特征

1）颈椎　椎体较小、椎孔相对较大，横突上有横突孔，第2~6颈椎的棘突较短，末端有分叉。颈椎上、下关节突的关节面几乎呈水平位（图1-12）。

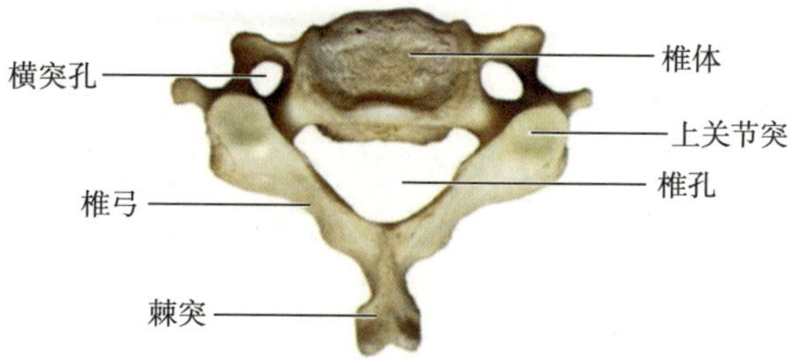

图1-12　颈椎

第1颈椎又称寰椎，呈环形，无椎体、棘突和关节突，由前弓、后弓及两个侧块构成（图1–13）。前弓较短，后面正中有齿突凹，与枢椎的齿突相关节。侧块连接前后两弓，上面各有一椭圆形的上关节凹，与枕髁相关节。

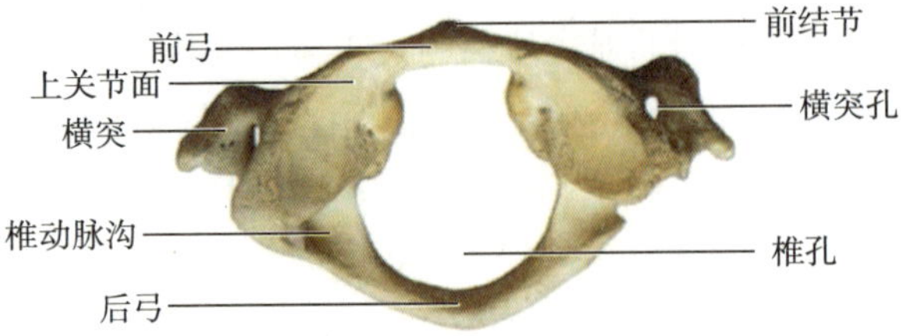

图1–13　寰椎

第2颈椎又名枢椎，特点是椎体向上伸出齿突，与寰椎的齿突凹相关节（图1–14）。

第7颈椎又名隆椎，棘突特长，末端不分叉，活体易触及，常作为计数椎骨序数的标志。

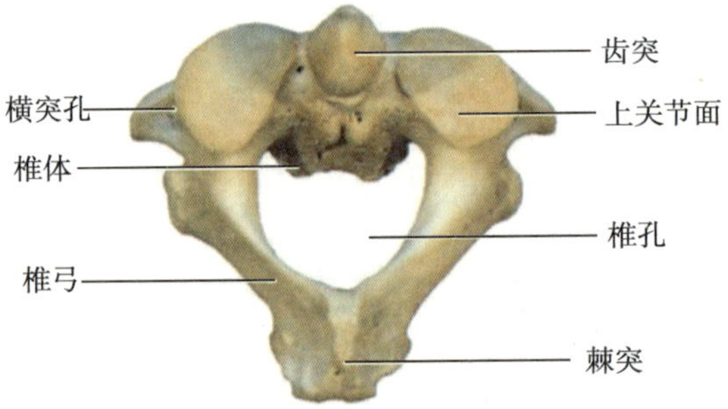

图1–14　枢椎

2）胸椎　椎体从上向下逐渐增大，横断面呈心形。椎体两侧和横突末端前面有椎体上下肋凹和横突肋凹，分别与肋骨的肋头和肋结节相关节。上、下关节突的关节面几乎呈冠状位。棘突较长，斜向后下，各相邻棘突呈叠瓦状排列。

3）腰椎　椎体粗壮，横断面呈肾形，椎孔呈卵圆形或三角形（图1–15）。上、下关节突粗大，关节面几乎呈矢状位。腰椎棘突宽而短，呈板状，水平伸向后。各棘突的间隙较宽，临床上可选择此处做腰椎穿刺。

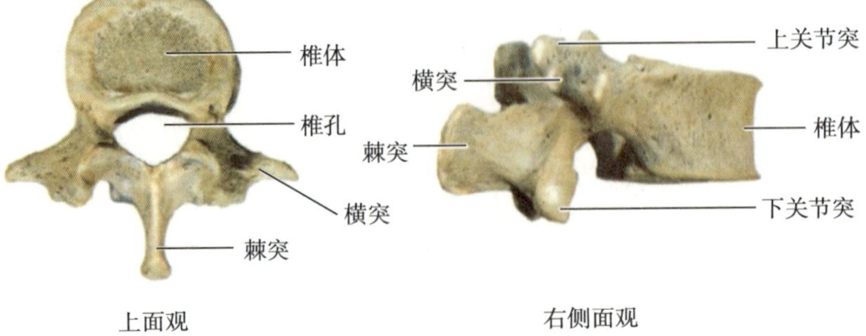

图1–15　腰椎

4）骶骨　由5块骶椎融合而成，呈倒置三角形，底在上，尖在下（图1-16）。上缘中份向前隆凸，称岬。盆面中部有四条横线，是骶椎融合的痕迹。横线两端有4对骶前孔。背面粗糙隆凸。正中线上有骶正中嵴，嵴外侧有4对骶后孔。各骶椎的椎孔连结成骶管，向下开口于骶管裂孔，裂孔两侧向下的突起称骶角，是骶管麻醉的定位标志。骶骨外侧部上份有耳状面与髂骨的耳状面构成骶髂关节。

5）尾骨　是由3~4块退化的尾椎融合而成。上接骶骨，下端游离为尾骨尖（图1-16）。

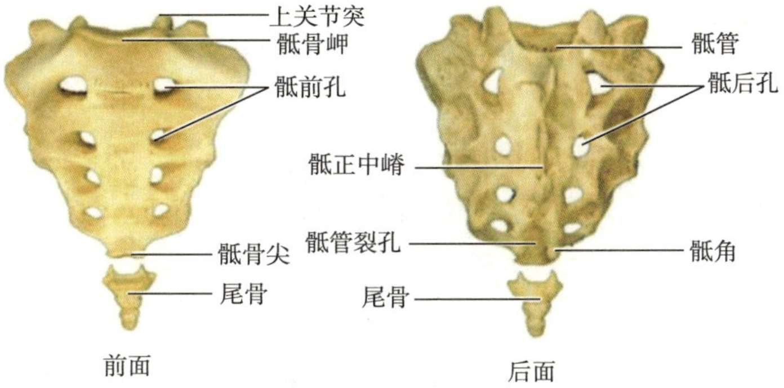

图 1-16　骶骨和尾骨

二、脊柱的连结

1.脊柱　由24块椎骨、1块骶骨和1块尾骨连结而成。

（1）椎骨间的连结

1）椎体间的连结（图1-17）①椎间盘：是连结相邻两个椎体间的纤维软骨盘。椎间盘由周边的纤维环和中央的髓核构成。纤维环由多层呈环形排列的纤维软骨构成；髓核由富有弹性的胶状物构成。椎间盘坚韧又有弹性，既牢固连结相邻两个椎体，又可以使两个椎体间有少量的活动。随年龄增长，椎间盘易发生退行性变，过度的负重和劳损可导致纤维环破裂，髓核膨出，形成椎间盘突出症。②前纵韧带：位于各椎体和椎间盘的前方，呈宽扁带状，上起枕骨，下达第1或第2骶椎椎体，有防止脊柱过度后伸的作用。③后纵韧带：位于各椎体和椎间盘的后方，纵贯脊柱全长，可防止脊柱过度前屈和椎间盘向后脱出。

2）椎弓间的连结（图1-18）①黄韧带：连于两相邻椎弓板之间，由弹性纤维构成，厚而坚韧，参与构成椎管后壁，可限制脊柱前屈。②棘上韧带：连于各棘突尖端的韧带，细长而坚韧，第7颈椎以上变得薄而宽阔，又名项韧带。③棘间韧带：连于相邻棘突之间的薄层纤维。④横突间韧带：连于相邻椎骨横突之间的纤维。⑤关节突关节：由相邻椎骨的上、下关节突的关节面构成，只能做轻微滑动。

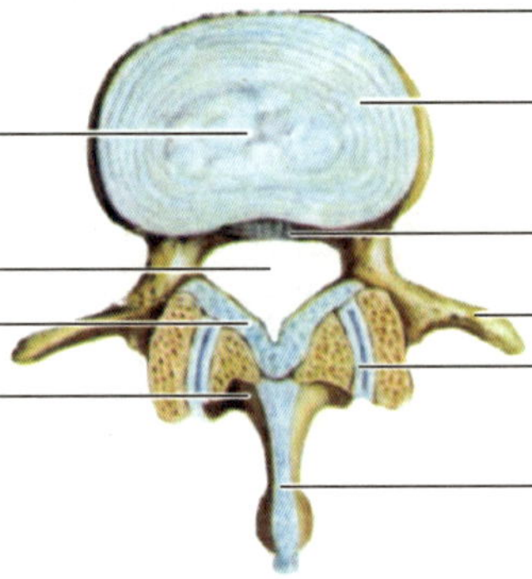

图 1-17　椎体间的连结

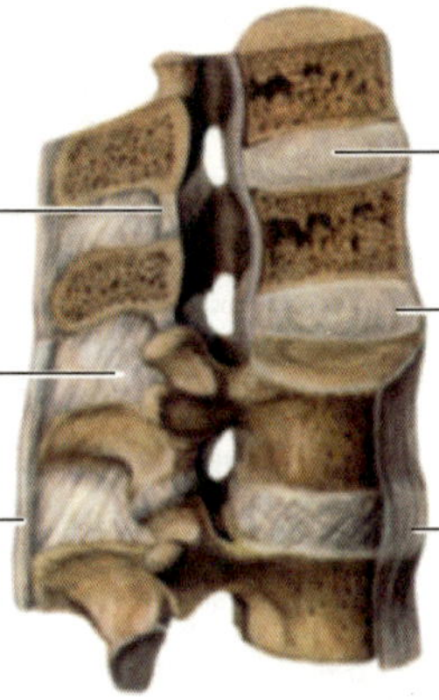

图 1-18　椎弓间的连结

3）寰枕关节和寰枢关节　寰枕关节由寰椎的上关节凹与枕骨的枕髁构成，可使头部做前俯、后仰和侧屈运动。寰枢关节由寰椎和枢椎构成，包括两个寰枢外侧关节和一个寰枢正中关节，可使寰枢连同头部做旋转运动。

（2）脊柱的整体观（图1-19）

1）脊柱的前面观　前面可见椎体自上而下逐渐增大，从骶骨耳状面以下又迅速缩小，与负重有关。

2）脊柱的侧面观　侧面可见四个生理弯曲，即颈曲、胸曲、腰曲、骶曲。其中颈曲和腰曲凸向前方，胸曲和骶曲凸向后方。这些生理弯曲增强了脊柱的弹性，有维持人体重心平衡和减轻震荡的作用。

3）脊柱的后面观　后面可见各部椎骨的棘突连贯成一纵嵴，颈椎棘突短而分叉；胸椎棘突较长，斜向后下方，呈叠瓦状排列；腰椎棘突呈板状水平后伸。临床做腰椎穿刺常选择第3、4或4、5腰椎棘突的间隙进针。

（3）脊柱的运动　相邻两个椎骨之间的运动范围很小，但整个脊柱的运动范围却很大。可做屈、伸、侧屈、旋转和环转运动。由于颈部和腰部运动灵活，损伤也较多见。

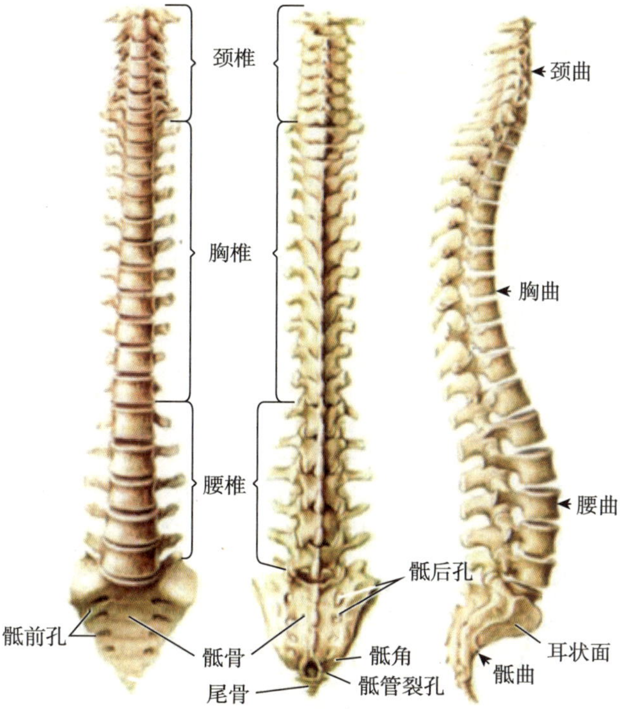

图 1-19　脊柱的整体观

【临床常用疾病】

常见疾病	特点	临床表现	其他
神经根型颈椎病	颈痛及颈部僵硬，向肩部、前臂或手指放射，手麻，上肢肌力减退、肌萎缩，以大小鱼际肌和骨间肌最明显	可见颈部肌痉挛，颈部僵直，颈、肩部有压痛，颈肩关节活动受限	发病率最高，占颈椎病的50%～60%
椎动脉型颈椎病	①眩晕：最常见 ②猝倒：是本型特有的症状，表现为四肢麻木无力，共济失调，甚至倾倒，但意识清醒 ③头痛	颈部压痛，活动受限，旋颈试验阳性	最突出的 微课
脊髓型颈椎病	手、足或肢体麻木，活动不灵活，尤其是精细活动失调，握物不稳，写字、持筷不方便或行走不稳，足下踩棉花感等	感觉障碍平面，肌力减退，四肢腱反射活跃或亢进，腹壁反射、提睾反射和肛门反射减退或消失	此型最严重，占颈椎病的10%～15%
交感神经型颈椎病	①交感神经兴奋症状：偏头痛、视物模糊、耳鸣或耳聋、心律不齐、心前区疼痛、血压增高等 ②交感神经抑制症状：畏光、干涩或流泪、头晕、视物模糊、血压下降等	主观症状多，客观体征少	最复杂的一种类型 微课

续表

常见疾病	特点	临床表现	其他
腰椎间盘退行病变	①腰痛：其是最先出现和最常见的症状 ②坐骨神经痛：疼痛从下腰部向臀部大腿后方、小腿外侧、足背或足外侧放射，并伴麻木感 ③马尾神经受压综合征：双侧大小腿、足跟后侧及会阴部感觉迟钝，大、小便和性功能障碍等	①脊柱变形和活动受限 ②压痛和叩痛 ③直腿抬高试验及加强试验阳性	微课

【知识运用】

患者，女，45岁，江苏人。患腰腿痛已1年，反复发作，开始因剧烈疼痛，曾到某医院住院，CT检查腰4~5椎间盘突出0.6cm，医生建议手术治疗。因不愿手术，患者经保守治疗后好转。患者十天前搬重物不慎扭伤腰部，后开始感到腰骶部疼痛，疼痛仍未能缓解，来医院就诊。主诉：右腿串痛，腰无力，如姿势改变，疼痛加剧，不敢弯腰和转身。检查：腰僵、腰5右侧压痛，并向臀部放射，外观右侧腰部和右臀肌萎缩，髌腱反射和踝腱反射减弱，未引出病理体征，肌张力下降，直腿抬高试验30°阳性。X线照片：正位示向左侧弯10°，侧位片腰4~5椎间隙变窄，椎曲变小。诊断为腰椎间盘突出症。

问题1 ______________________________

解决方案 ______________________________

____

____

问题2 ______________________________

解决方案 ______________________________

____

____

问题3 ______________________________

解决方案 ______________________________

____

____

【课后任务】

思政元素：关爱生命，关注脊柱健康

思政元素

第三节　PBL实训案例

学习目标

知识目标

熟练掌握骨折急救措施及骨折相关疾病知识。

技能目标

能够正确识别骨折并发症并作出正确的判断，能对骨折进行正确的处理；能够综合运用各科知识进行处理。

素质目标

具有急救意识，能够正确识别骨折并发症并协助医生进行紧急救护。

第一部分

一辆卡车在高速上行驶，王先生坐在副驾驶位子上。司机太累了，卡车侧翻至路边，王先生从车内爬出，但两人均有肢体被压在车下，无法离开。此时正值深夜，手机没电了，四周无人，也无路过车辆发现他们。王先生及司机一直呼救，希望过往的人能发现他们。他们一直呼救，声嘶力竭。直至早上9时过路的车辆发现了他们，拨打120救援。

1.主要讨论要点

（1）该患者的初步诊断可能有哪些？

（2）现场急救重要措施是什么？如何开展急救转运？

2.发现问题

（1）该患者上肢卡压7小时以上，机体会产生哪些代谢改变？若进行补液，原则是什么？

（2）急诊科护士接到电话后应做好哪些准备？

第二部分

120到达后，迅速为患者建立了两组静脉通路。进行吸氧、简单包扎等对症处理后，将患者接到急诊科。行CT检查未见明显骨折，经会诊后转入相关科室行重症监护治疗。入科后立即给予心电监护。查体：T 36.4℃，P130次/分，呼吸 27次/分，BP 86/51mmHg，SpO_2 80%；行吸氧、监测末梢血糖、患肢抬高、导尿、深静脉置管等对症处理，定时检测CVP值，密切观察神志、瞳孔等病情变化。入院时患者左上肢肿胀明显，末梢血运差，感觉减弱，左桡动脉搏动弱，左手活动不能。保留导尿引出茶色尿，尿量约60ml。实验室检查示：血清尿素氮（BUN）6.5mmol/L，肌酐

（Cr）141 μmol/L，血红蛋白（HGB）159g/L；血清磷酸肌酸激酶（CK）96440U/L；肌红蛋白（MB）(－)，钾（K^+）3.63mmol/L，钙（Ca^{2+}）0.86mmol/L，患者既往有肾功能衰竭病史。入院当晚患肢淤血，发绀，皮温低，桡动脉搏动消失，急诊行患肢切开减压术，术毕安全返回科室继行重症监护治疗。

1.主要讨论要点

（1）该患者入科后应采取几级护理？为什么？

（2）患者有可能发生哪些病情变化？病情观察的方法有哪些？护理要点有哪些？

2.发现问题

（1）血糖的正常值是多少？什么叫应激性高血糖？

（2）患者的心理处于什么状态？如何护理？

（3）护士采血时不慎将针头刺入手指该如何处理？

（4）中心静脉导管的定义是什么？常用穿刺部位有哪些？

第三部分

入院当晚查血示：钾6.49mmol/L，钙0.72mmol/L，血清磷酸肌酸激酶（CK）115900U/L，肌酐104.5 μmol/L。第二天出现无尿，查血示：钾6.54mmol/L，钙0.78mmol/L，血清磷酸肌酸激酶（CK）116410U/L（稀释40倍），肌酐171.5 μmol/L，遵医嘱给予持续静脉血液滤过治疗。患者住院第三日测最高体温达38.5℃，患者于住院第14日转上级医院行进一步治疗，至转院时患者肢体血运良好，患肢渗出较前明显减少，桡动脉搏动明显，查血示：血清磷酸肌酸激酶（CK）2672U/L，肌酐324.5 μmol/L，钾4.29mmol/L，钙0.99mmol/L。电话回访患者外院治疗一个月后出院回家，肾功能恢复。

1.主要讨论要点

（1）血清钾的正常值是多少？

（2）高血钾的原因有哪些？

（3）高血钾心电图有哪些改变？

（4）相关的护理诊断有哪些？

（5）如何处理高血钾？

2.发现问题

（1）体温以口腔温度为例，如何分级？

（2）常见热型有哪些？

（3）体温38.5℃以上处理的方法有哪些？监测要点是什么？

（4）降温的方法有哪些？酒精擦浴的部位有哪些？禁擦部位有哪些？

反思日记

（徐益荣　王　峰）

第二章　神经系统解剖与疾病

第一节　颅脑解剖与颅脑损伤

PPT（1）　PPT（2）

学习目标

知识目标

1. 掌握颅脑的结构及特点。

2. 熟悉颅脑损伤的特点。

技能目标

1. 能够分析神经系统常见疾病的发病基础。

2. 能够观察神经系统疾病病情。

素质目标

具有同理心。

【任务导入】

患者，男，35岁，骑自摩托车摔伤后入院。查体见左侧顶枕头皮压痛。头颅CT示：右颞部经后枕至左侧见一横行骨折线，右侧颞叶及顶枕叶脑实质异常密度灶。考虑为脑挫伤，少量蛛网膜下腔出血，中线结构向左偏移。诊断为急性闭合性颅脑损伤：①右侧颞叶及顶枕叶脑挫伤；②蛛网膜下腔出血；③颅骨线形骨折；④右顶枕头皮挫伤。行甘露醇脱水，营养神经治疗。

讨论：

（1）颅骨的解剖特点有哪些？

（2）神经系统常见疾病有哪些？

（3）引起颅脑损伤的原因有哪些？

（4）颅脑损伤患者的临床表现有哪些？

【理论知识】

一、颅骨

颅（skull）位于脊柱的上方，由29块骨组成（其中6块听小骨，因与听觉有关，故列入前庭蜗器内），可分为脑颅和面颅两部分。

（一）脑颅骨

构成脑颅的是8块脑颅骨。它们是不成对的额骨、筛骨、蝶骨、枕骨各1块，1对颞骨及1对顶骨。它们构成容纳脑的颅腔。颅腔的顶是穹隆形的颅盖（calvaria），由前方的额骨、后方的枕骨和二者之间的顶骨构成。颅腔的底由位于中央的蝶骨以及位于蝶骨后方的枕骨、两侧的颞骨、前方的额骨和筛骨构成。筛骨只有一小部分参与脑颅的组成，其余部分参与构成面颅。

1.额骨（frontal bone） 形似贝壳的扁骨（图2-1），位于颅的前上份，分为三部。

（1）额鳞　构成额骨的大部分，有内、外两面及后缘。

（2）眶部　为水平位的三角形薄层骨板，参与构成眶上壁。

（3）鼻部　介于两侧眶部之间，呈马蹄铁形，缺口处为筛切迹。

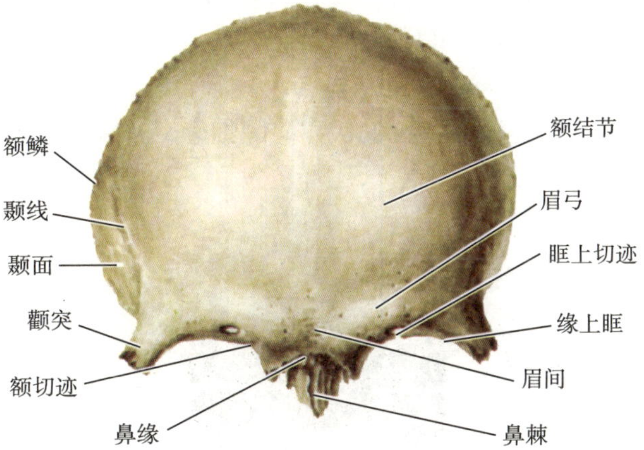

图2-1　额骨（前面观）

2.筛骨（ethmoid bone） 为最脆弱的含气骨。位于两眶之间，构成鼻腔的上部和外侧壁。筛骨在额状切面上呈“巾”字形（图2-2），分为三部。

（1）筛板　是多孔的水平骨板，构成鼻腔的顶，板的前份、正中平面上有向上伸出的骨突，称鸡冠。

（2）垂直板　是自筛板中线下垂的矢状位骨板，构成骨性鼻中隔的上部。

（3）筛骨迷路　位于垂直板的两侧，由菲薄的骨板围成许多小腔，小腔含气称筛窦。迷路内侧壁上有上、下两个卷曲的骨片，即上鼻甲和中鼻甲。迷路外侧壁骨质极薄，构成眶的内侧壁，称眶板。

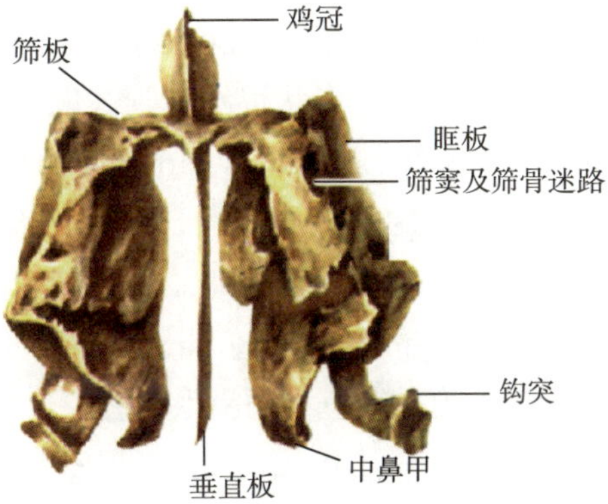

图2-2　筛骨

3.蝶骨（sphenoid bone） 位于颅底中央，形似蝴蝶（图2–3）。蝶骨分为体、大翼、小翼和翼突四部。

（1）体　为蝶骨中间部的立方形骨块，内含空腔称蝶窦。窦被骨片分隔为左右两半，分别向前开口于鼻腔。体的上面似马鞍状，称蝶鞍，其中央凹陷，称垂体窝（hypophysial fossa）。

（2）大翼（greater wing） 以宽大的根由体的两侧发出，逐渐扩大，向外上方伸展，分为向上凹陷的大脑面、向前内的眶面和向外下方的颞面。在颞面有一前后方向的颞下嵴将此面分为上下两部：上部朝向外侧，是颞窝底的一部分；下部朝向下，构成颞下窝的顶。在大翼根部有“八”字形排列的3对孔，由前内向后外分别为圆孔、卵圆孔和棘孔，有重要的神经和血管穿行。

（3）小翼（lesser wing） 为三角形水平骨板，从体的前上份向两侧伸出。小翼上面是颅前窝底的后部和后界的一部分。小翼与体的交界处构成一骨管，称视神经管（optic canal），小翼与大翼之间的裂隙是眶上裂（superior orbital fissure）。

（4）翼突（pterygoid process） 是从体与大翼融合处向下伸出的突起。向后敞开成为内侧板和外侧板。翼突根部有一矢状方向的细管，称翼管（pterygoid canal），向前与翼腭窝相通。

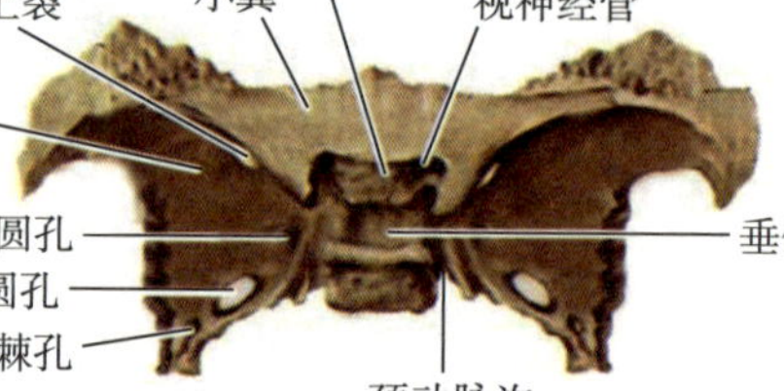

图2–3　蝶骨

4.颞骨（temporal bone） 介于蝶骨、顶骨及枕骨之间，参与构成颅底和颅腔的侧壁（图2–4）。形状很不规则。以外耳门为中心分为三部。

（1）鳞部（squamous part） 位于外耳门前上方，呈鳞片状。内面有脑回的压迹和脑膜中动脉沟；外面光滑，前下份有伸向前的颧突，与颧骨的颞突构成颧弓，颧突根部下面的深窝为下颌窝，窝的前缘突起，称关节结节。

（2）鼓部（tympanic part） 位于颞骨鳞部下方及乳突部的前方，为弯曲的骨片，构成外耳道的前壁、下壁和后壁。

（3）岩部（petrous part） 又称锥体（pyramid），呈三棱锥形，分为基底、尖端和三个面。基底与颞鳞、乳突部相接。尖端伸向前内，指向蝶骨体。前面朝向颅中窝，其中央有弓状隆起，隆起与颞鳞之间骨质较薄的部分，称鼓室盖，前面近尖端处有光滑的三叉神经压迹。后面中央部有一较大的孔，称内耳门（internal acoustic pore），通入内耳道。下面凹凸不平，中央有颈动脉管外口，颈动脉管（carotid canal）自此垂直上行，继而折向前内方，最后开口于岩部尖端处，此开口称颈动脉管内口。颈动脉管外口后方的深窝是颈静脉窝，外口后外侧的细长骨突，为茎突（styloid process）。岩部后份扩大下垂，形成肥厚的突起，位于外耳门后方，称乳突（mastoid process），乳突内有许多腔隙称乳突小房，其中最大的腔隙称乳突窦。茎突根部与乳突之间的孔为茎乳孔（stylomastoid foramen）。

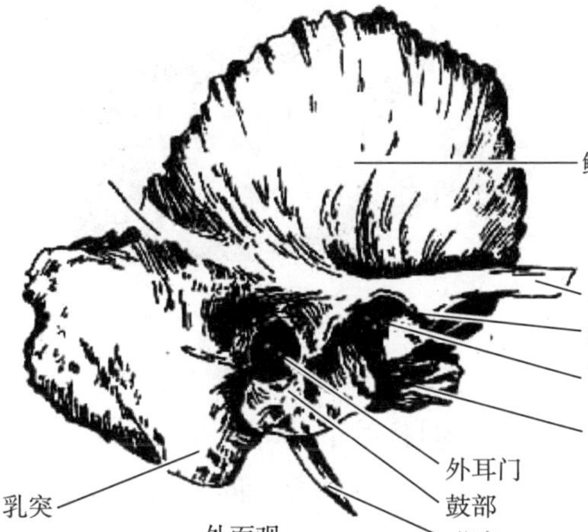

图 2-4 颞骨

5.枕骨（occipital bone） 位于颅的后部，呈勺状。前下份有一卵圆形的大孔，称枕骨大孔（foramen magnum）。借此孔可将枕骨分为四部，枕骨大孔前方为基底部，后方为枕鳞，两侧为侧部。侧部的下方有椭圆形关节面，称枕髁。

6.顶骨（parietal bone） 位于颅顶的中部，左右各一，为四边形扁骨，其内面凹陷外面隆凸。

（二）面颅骨

面颅骨有15块，其中成对的有上颌骨、颧骨、腭骨、鼻骨、泪骨及下鼻甲，不成对的有下颌骨、犁骨和舌骨，分别围成眶、骨性鼻腔和骨性口腔。

1.下颌骨（mandible） 是面颅骨中最大的骨，呈马蹄形，分为一体两支（图2-5）。下颌体呈弓状，位于下颌骨的中间部，具有上、下两缘及内、外两面。下缘圆钝，为下颌底；上缘构成牙槽弓，有容纳下颌牙的牙槽；体外面的正中有凸向前的颏隆凸，约与第二前磨牙牙冠相对；下颌体上、下缘之间中点处，有颏孔（mental foramen）；体内面的正中处，有几个小突起，称颏棘，颏棘的下外方，左右各有一椭圆形的浅窝，称二腹肌窝。下颌支（ramus of mandible）是由体后份伸向上后方的方形骨板，末端有两个突起，前方的称冠突，后方的称髁突，两突之间的凹陷为下颌切迹。髁突的上端膨大形成下颌头（head of mandible），与下颌窝相关节，下颌头下方较细处是下颌颈（neck of mandible）。下颌支后缘与下颌底相交处，称下颌角（angle of mandible）。下颌支内面的中央有下颌孔（mandibular foramen），从孔的前内侧缘伸向上后并覆盖孔的薄骨突，称下颌小舌。

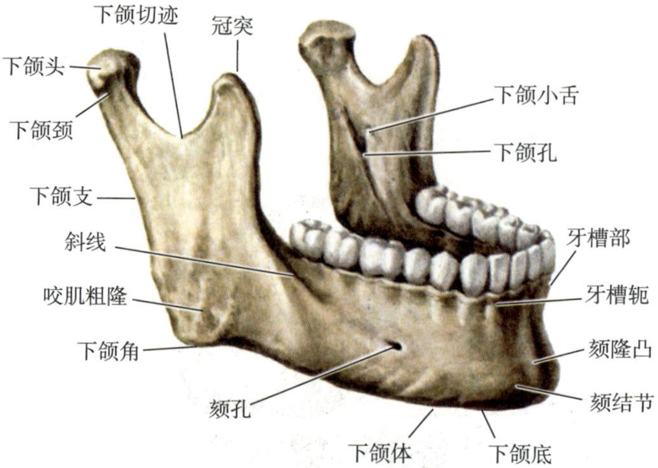

图 2-5　下颌骨（外面管）

2. 舌骨（hyoid bone）　位于下颌骨的下后方，呈马蹄铁形（图2-6）。中间较宽的部分称体，由体向后外伸出的长突起为大角，向上后伸出的短小突起是小角。舌骨大角和体部可在体表摸到。

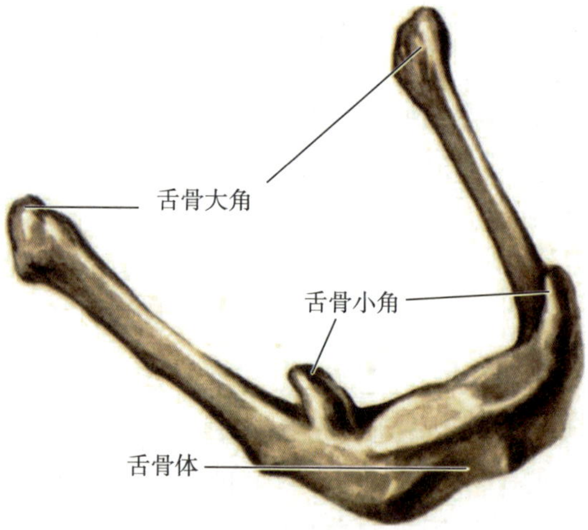

图 2-6　舌骨

3. 上颌骨（maxilla）　成对的上颌骨构成颜面的中央部，几乎与全部面颅骨都有关系。上颌骨由一体和四突构成（图2-7）。

（1）上颌体　分为前面、颞下面、眶面及鼻面四个面。前面朝向前外，此面的上份有一孔，称眶下孔，孔下方有一凹陷，称尖牙窝。颞下面向后外，中央部有几个小的牙槽孔，此面后下角的突起，称上颌结节。眶面构成眶的下壁，有近矢状位的眶下沟，向前下与眶下管相连。鼻面构成鼻腔外侧壁，鼻面后份有大的上颌窦裂孔，与上颌窦相通，鼻面前份有纵行的泪沟。

（2）额突（frontal process） 由体的前面向上突出，接额骨、鼻骨和泪骨。

（3）颧突（zygomatic process） 由体伸向外侧的短小突起，与颧骨相连。

（4）牙槽突（alveolar process） 是由体向下伸出的弓形的较厚突起，其下缘有牙槽，容纳上颌牙。

（5）腭突（palatine process） 由体向内侧伸出的水平板状突起，在正中线上与对侧的腭突结合，组成骨腭的前2/3。

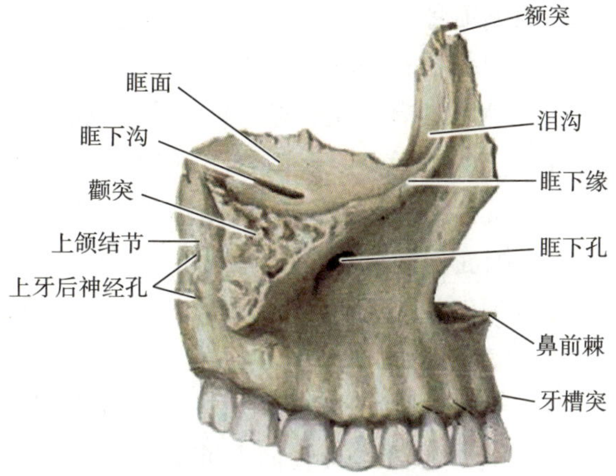

图 2-7 上颌骨（外侧面）

4.腭骨（palatine bone） 呈"L"形，位于上颌骨的后面（图2-8）。分为水平板和垂直板两部分，水平板组成骨腭的后份，垂直板构成鼻腔外侧壁的后份。

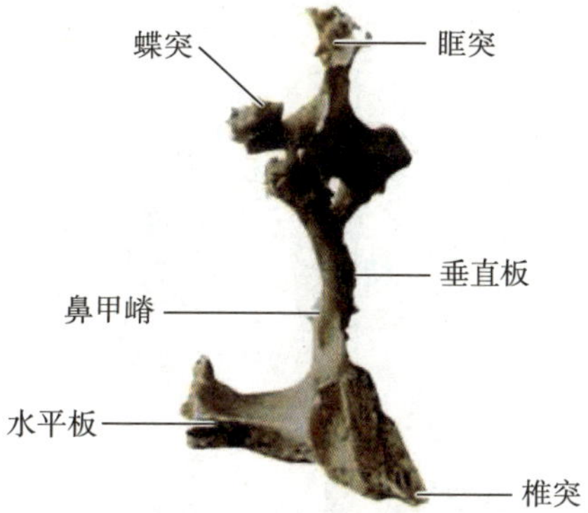

图 2-8 腭骨（内侧面）

5.鼻骨（nasal bone） 为成对的长条形的骨板，上窄下宽，是构成鼻背的基础。

6.泪骨（lacrimal bone） 为成对的薄而呈方形的骨板，位于眶内侧壁的前份。前接上颌骨额突，后连筛骨迷路的眶板。

7.下鼻甲（inferior nasal concha） 为薄的卷曲的骨板，位于鼻腔的外侧壁，附着于上颌体的鼻面和腭骨垂直板的内面。

8.颧骨(zygomatic bone) 位于眶的外下份，呈菱形，与上颌骨的颧突相连构成眶的外下壁，并与颞骨的颧突相连构成颧弓，颧骨和颧弓均为面部的骨性标志。

9.犁骨(vomer) 为一斜方形骨板，位于正中矢状面上，筛骨垂直板的后下方，组成鼻中隔的后下份。

(三)颅的整体观

1.颅的顶面观 呈卵圆形，前窄后宽，光滑隆凸。额骨与两侧顶骨连接处形成冠状缝(coronal suture)，两侧顶骨连接处形成矢状缝(sagittal suture)，两侧顶骨与枕骨连接处形成“人”字缝(lambdoid suture)。在每块顶骨中央的最隆凸处形成顶结节。顶骨在近矢状缝后份两侧常各有一血管通过的小孔，称顶孔。

2.颅的后面观 可以见到“人”字缝和枕鳞。枕鳞中央最突出的部分是枕外隆凸(external occipital protuberance)，由隆凸向两侧，有呈弓形的骨嵴，称上项线。

3.颅的侧面观 颅的侧面比较复杂，由额骨、蝶骨、顶骨、颞骨及枕骨构成(图2-9)。另外，还可见到属于面颅骨的颧骨和上、下颌骨。颅侧面中部有外耳门，外耳门后方为乳突，前方是颧弓，二者均可在体表摸到，是重要的骨性标志。颧弓平面以上为颞窝，颧弓平面以下为颞下窝。颞窝的上界为颞线；颞线起自额骨与颧骨相接处，弯向上后，经额骨、顶骨，再转向下前达乳突的根部，颞窝底(内侧壁)的前下部较薄，最薄弱处在额、顶、颞、蝶四骨的会合处，称为翼点(pterion)，此处常构成“H”形的缝，翼点内面有脑膜中动脉前支经过，形成血管压迹，少数动脉穿行于骨板之间。

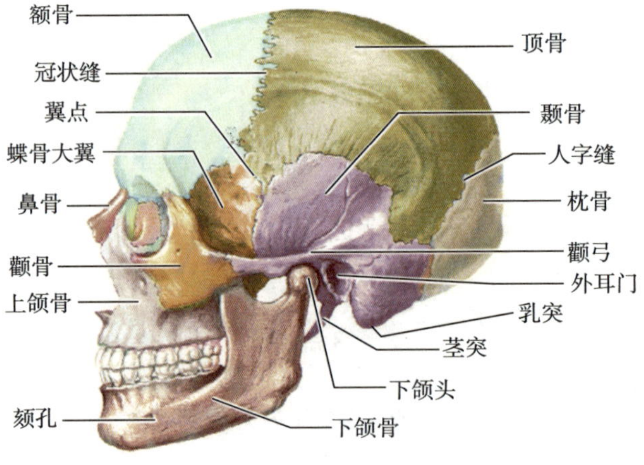

图 2-9 颅的侧面观

颞下窝(infratemporal fossa)是颧弓平面以下、上颌骨体和颧骨后方的不规则间隙，主要容纳咀嚼肌等。窝向上与颞窝相通。窝的前壁为上颌骨体的颞下面，内侧壁为翼突外侧板，外侧壁为下颌支，下壁与后壁空缺。颞下窝向上经卵圆孔和棘孔与颅中窝相通，向前借眶下裂入眶，向内侧借上颌骨与蝶骨翼突之间呈纵形的翼上颌裂通入翼腭窝。

翼腭窝（pterygopalatine fossa）为上颌骨体、蝶骨翼突和腭骨之间的小间隙，深藏于颞下窝内侧，是许多神经、血管经过的重要通道。此窝向外侧借翼上颌裂通颞下窝，向前借眶下裂通眶，向内侧借腭骨与蝶骨共同围成的蝶腭孔通鼻腔，向后借圆孔通颅中窝，借翼管通颅底外面，向下移行为腭大管，并经腭大孔通口腔。

4.颅的内面观　颅盖内面凹陷，有许多与脑回相对应的压迹。在两侧均有树枝状的动脉沟，是脑膜中动脉及其分支的压迹（图2-10）。正中线上的一条浅沟为上矢状窦沟，沟的两侧有许多颗粒小凹。

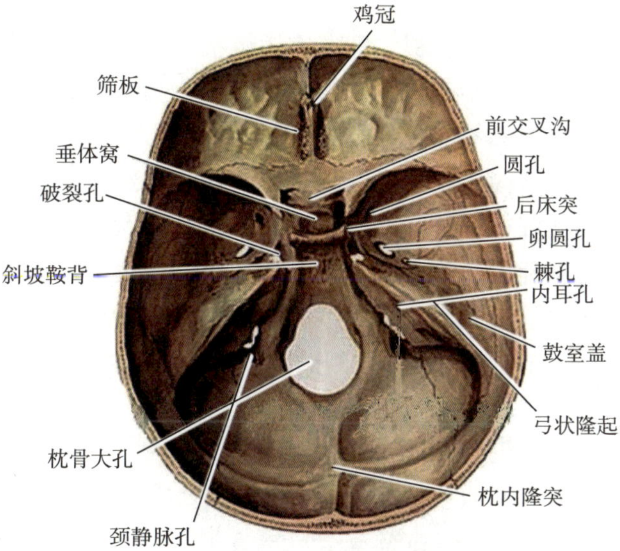

图2-10　颅底内面观

颅底内面高低不平，呈三级阶梯状，其前部最高，后部最低，分别称为颅前、中、后窝。各窝内有很多孔和裂，它们大多与颅底外面相通。

（1）颅前窝（anterior cranial fossa）　由额骨眶部、筛骨筛板和蝶骨小翼构成。由前至后，窝底的正中线上有额嵴、盲孔、鸡冠等结构。筛板上有筛孔与鼻腔相通。

（2）颅中窝（middle cranial fossa）　由蝶骨体及大翼、颞骨岩部前面等构成。其中间部狭窄，两侧部宽广。窝底中央是蝶骨体，体上面的窝为垂体窝，窝的前外侧有视神经管，通入眶腔，管口的外侧有突向后方的前床突。垂体窝后方的横位骨性隆起是鞍背，鞍背的两侧角向上突起为后床突。垂体窝和鞍背等统称为蝶鞍，其两侧浅沟为颈动脉沟，沟的前外侧有眶上裂，沟后端的孔称破裂孔（foramen lacerum），颈动脉沟在破裂孔处续于颈动脉管内口。在蝶鞍两侧颞骨大翼根部，由前内向后外方，依次可见圆孔、卵圆孔和棘孔。自棘孔起有向后上方行走的脑膜中动脉沟。弓状隆起与颞鳞之间的薄层骨板为鼓室盖。在岩部尖端的前面有一浅窝，称三叉神经压迹。

（3）颅后窝（posterior cranial fossa）　主要由枕骨和颞骨岩部后面构成。窝的中央有枕骨大孔，孔前上方的平坦斜面称斜坡（clivus），孔的前外侧壁有舌下神经管内口，孔的后上方有“十”字形的隆起，该交会处称枕内隆凸（internal occipital protuberance），由此向上的浅沟为上矢状窦沟，向下的骨嵴为枕内嵴，向两侧的浅沟为横窦沟，横窦沟行向前外侧，至乳突内面与乙状窦沟延续，后者终于颈静脉孔（jugular foramen）。颞骨岩部后面中央有开口朝向前内的孔即内耳门，为内耳道的开口。

5.颅底外面观 颅底外面高低不平（图2-11）。由前向后有牙槽弓和骨腭，正中有腭中缝，腭中缝前端有切牙孔，与切牙管相通，在近骨腭后缘处的两侧各有一腭大孔，上通腭大管、翼腭窝。骨腭后上方有鼻后孔及分隔鼻后孔的鼻中隔后缘。两鼻后孔的外侧壁为向下垂直的骨板，即翼突内侧板。在翼突外侧板根部后外方，前有较大的卵圆孔，后外有较小的棘孔。鼻后孔以后，颅底中央有枕骨大孔；枕骨大孔前方为枕骨基底部，与蝶骨体直接结合（25岁以前借软骨结合）；孔的两侧有枕髁，枕髁形成椭圆形关节面，枕髁的前外上方有舌下神经管外口，枕髁的后方有不恒定的髁管开口，在枕髁外侧有一不规则的颈静脉孔，颈静脉孔前方有一圆形的颈动脉管外口，在颈静脉孔的后外侧有一细长的茎突，茎突根部后方有茎乳孔。在颧弓根部后方可见下颌窝，此窝将与下颌头相关节。下颌窝的前缘隆起是关节结节。在枕骨基底部和颞骨岩部会合处有不规则的破裂孔，活体内被软骨封闭。

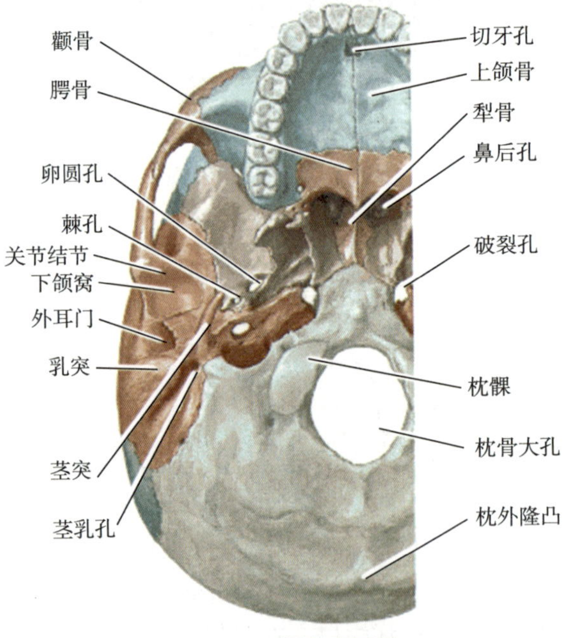

图2-11 颅底外面观

6.颅的前面观 从前面观察颅，可见脑颅的额骨和面颅骨（图2-12）。由上而下可将颅分为额区、眶、骨性鼻腔和骨性口腔。

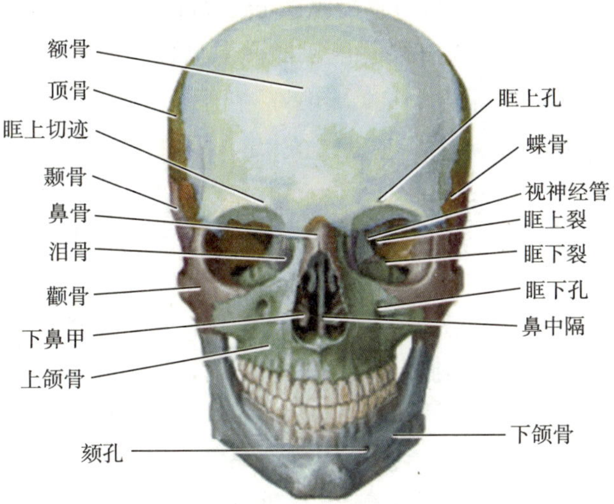

图 2-12　颅的前面观

（1）额区　为眶以上的部分，由额鳞（frontal squama）组成。额鳞的两个侧部可见显著隆起的额结节，额结节的下方有与眶上缘平行的弓形隆起，称眉弓，左右眉弓之间的平坦部称眉间。眉弓与眉间都是重要的体表标志。

（2）眶（orbit）　为一对四面锥体形深腔，其底为眶口，朝向前外，尖向后内，有上、下、内侧、外侧四壁。眶容纳眼球及眼附属结构。

1）底　即眶口，略呈四边形，向前下外倾斜。眶口形态有性别和种族差异。眶上缘中、内1/3交界处有眶上孔或眶上切迹。眶下缘在女性比较锐利，眶下缘中份的下方有眶下孔。

2）尖　指向后内，尖梢内侧有一圆形骨孔即视神经管，与颅中窝相通。

3）上壁　由额骨眶部及蝶骨小翼构成，与颅前窝相邻，前外侧份前部有容纳泪腺的深窝，称泪腺窝。

4）内侧壁　最薄，由前向后依次为上颌骨额突、泪骨、筛骨眶板和蝶骨体构成，与筛窦和鼻腔相邻。前下份有一个长圆形窝，容纳泪囊，称泪囊窝，此窝向下经鼻泪管（nasolacrimal canal）与鼻腔相通。

5）下壁　主要由上颌骨眶面构成。壁下方为上颌窦。下壁和外侧壁交界处的后份，有眶下裂（inferior orbital fissure）与颞下窝和翼腭窝相通，裂中份有走向前方的眶下沟，沟的前端延为眶下管，此管开口于眶下孔。

6）外侧壁　较厚，由颧骨和蝶骨大翼构成。在外侧壁与上壁交界处的后份，有蝶骨大、小翼形成的向后通入颅中窝的眶上裂。

（3）骨性鼻腔（bony nasal cavity）　位于面颅中央，介于两眶和上颌骨之间，由骨性鼻中隔分为左右两半。骨性鼻中隔由犁骨和筛骨垂直板构成。

鼻腔顶主要由筛板构成，有筛孔通颅前窝。底由骨腭构成，前端有切牙管通口腔。外侧壁由上而下有3个向下弯曲的骨片，依次称上、中、下鼻甲，每个鼻甲下方都有相应的鼻道，分别称上鼻道、中鼻道和下鼻道。上鼻甲后上方与蝶骨之间的凹陷称蝶筛隐窝。中鼻甲后方有蝶腭孔，通向翼腭窝。鼻腔前方的开口称梨状孔，通向外界；后方的开口称鼻后孔，向后与咽腔相通。

（4）鼻旁窦（paranasal sinuses） 是上颌骨、额骨、蝶骨及筛骨内的骨腔，位于鼻腔周围并开口于鼻腔。

1）额窦（frontal sinus） 位于眉弓深面、左右各一，窦口向后下，开口于中鼻道前部。

2）筛窦（ethmoidal sinus） 位于筛骨迷路内，呈蜂窝状，分前、中、后三群，前、中群开口于中鼻道，后群开口于上鼻道。

3）蝶窦（sphenoidal sinus） 位于蝶骨体内，被内板分隔成左、右两腔，此两腔多不对称，分别向前开口于左、右侧的蝶筛隐窝。

4）上颌窦（maxillary sinus） 最大，在上颌骨体内。窦顶为眶下壁，底为上颌骨牙槽突，与第一、二磨牙牙根及第二前磨牙牙根紧邻。前壁的凹陷处称尖牙窝，骨质最薄。上颌窦内侧壁即鼻腔外侧壁，上颌窦开口于中鼻道。由于窦口高于窦底，故在直立位时不易引流窦内容物。

（5）骨性口腔（bony oral cavity） 由上颌骨、腭骨及下颌骨围成。顶即骨腭，前壁及外侧壁由上、下颌骨牙槽突和牙围成，向后与咽相通，底由软组织封闭。

【临床常见疾病】

常见疾病	特点	临床表现	其他
头皮损伤	头皮损伤：是指直接损伤头皮所致，常因暴力的性质、方向及强度不同所致损伤各异	1.头皮血肿 （1）皮下血肿：血肿体积小、张力高、压痛明显 （2）帽状腱膜下血肿：出血较易扩散，严重者血肿边界可与帽状腱膜附着缘一致，覆盖整个穹隆部，似戴一顶有波动的帽子；小儿及体弱者，可出现休克或贫血 （3）骨膜下血肿：血肿多局限于某一颅骨范围内，以骨缝为界 2.头皮裂伤　头皮血管丰富，出血较多，不易自止，可引起失血性休克 3.头皮撕脱伤　多因发辫受机械力牵拉所致，使大块头皮自帽状腱膜下层或连同骨膜一并撕脱。创面广泛出血，剧烈疼痛，可引起休克，也可合并颅骨及脑损伤、颈椎骨折或脱位等	现场除包扎伤口外，还应妥善保护撕脱下来的头皮，将其用无菌敷料或清洁布单包裹，装入塑料袋内，再放置于有冰块的容器中，随伤员一起送往医院
颅骨骨折	颅骨骨折：是暴力作用于头颅所产生的反作用力的结果	颅前窝：脑脊液鼻漏，眼周、球结膜下（熊猫征、兔眼征）有瘀斑，可损伤嗅神经、视神经颅中窝：脑脊液鼻漏或耳漏，乳突区有瘀斑（Battle征），可损伤面神经、听神经 颅后窝：乳突部、咽后壁有瘀斑	脑脊液漏

续表

常见疾病	特点	临床表现	其他
脑损伤	脑损伤：是指脑膜、脑组织、脑血管以及脑神经的损伤	脑震荡：患者在伤后立即出现短暂的意识障碍，持续数秒或数分钟，一般不超过30分钟，同时伴皮肤苍白、出汗、血压下降、心动徐缓、呼吸微弱、肌张力减低、生理反射迟钝或消失等症状。清醒后大多不能回忆受伤前及当时的情况，称为逆行性遗忘。常有头痛、头昏、恶心、呕吐等症状 脑挫裂伤 （1）意识障碍　是最突出的症状。一般伤后立即出现昏迷，其程度和持续时间与损伤程度、范围直接相关，绝大多数在半小时以上，严重者可长期持续昏迷 （2）局灶症状和体征　受伤当时立即出现与伤灶相对应的神经功能障碍的症状和体征，如运动区损伤出现锥体束征 （3）头痛、呕吐　与颅内压增高、自主神经功能紊乱及外伤性蛛网膜下腔出血等有关 （4）颅内压增高与脑疝　颅内血肿：硬脑膜外血肿无中间清醒期；硬脑膜下血肿中间清醒期不明显；脑内血肿主要表现为进行性加重的意识障碍	原发性脑干损伤是脑挫裂伤中最严重的特殊类型，常与弥散性脑损伤并存。表现为伤后即出现昏迷，且程度深、持续时间长；伴有严重生命体征紊乱；两侧瞳孔不等大、极度缩小或大小多变，对光反应无常；眼球位置不正或同向凝视；四肢肌张力增高、中枢性瘫痪、病理反射阳性等锥体束征以及去大脑强直等；常有中枢性高热和消化道出血

【知识运用】

患者1小时前不慎被角铁砸伤，伤及头部（具体受伤机制不详）。查体：T 36.2℃，P 80次/分，R 20次/分，BP 130/90mmHg，头部出血伴头痛，进行性加重，患者有鼻腔、口腔出血，无抽搐，无呕吐，无大小便失禁。CT提示额窦骨折。为求进一步诊治急诊拟“前额底骨折，额窦骨折，左额头皮裂伤”收入院。

问题1 ____________________

解决方案 ____________________

____

____

问题2 ____________________

解决方案 ____________________

____

____

问题3 ____________________

解决方案 ____________________

____

____

【课后任务】

思政元素：有同理心

思政元素

【目标检测】

脑损伤患者快速静脉滴注20%甘露醇的主要作用是

A.扩张血管　　B.预防感染　　C.镇静镇痛

D.营养神经　　E.改善脑水肿

参考答案

（卢玉仙）

第二节　脑血管解剖与常见疾病

PPT（1）　PPT（2）

学习目标

知识目标

1.掌握脑血管组成及特点。

2.熟悉脑血管常见疾病的特点。

技能目标

1.能够分析脑血管疾病的发病基础。

2.能够指导患者进行疾病的预防。

素质目标

关爱老年人，防治脑卒中。

【任务导入】

患者，男，55岁。昨日晨起发现左侧肢体麻木，中午开始不能活动。有高血压病史3年。查体：BP160/90mmHg，神志清楚，语音不清，左侧鼻唇沟浅，伸舌偏左，左侧肢体偏瘫，左侧病理征阳性，左侧痛觉减退，双眼左侧偏盲。初步诊断为脑血栓形成。

讨论

（1）脑血管的解剖特点有哪些?

（2）脑血管的常见疾病有哪些?

（3）引起脑卒中的原因有哪些?

（4）脑卒中的临床表现有哪些？

【理论知识】

脑血管概述如下。

一、脑的动脉

脑的动脉来自颈内动脉和椎动脉（图2–13）。以顶枕沟为界，大脑半球的前2/3和部分间脑由颈内动脉供应，大脑半球后1/3及部分间脑、脑干和小脑由椎动脉供应，故可将脑的动脉归纳为颈内动脉系和椎–基底动脉系。此两系动脉的分支分为两类，即皮质支和中央支。前者营养大脑皮质及其深面的髓质，后者供应基底核、内囊及间脑等。

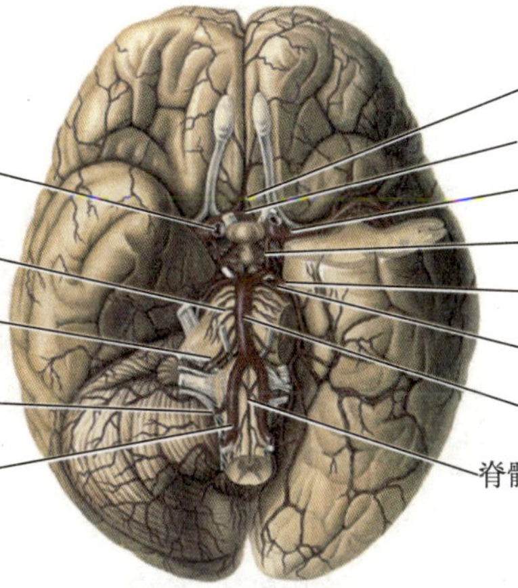

图2–13　脑底的动脉

1.颈内动脉（internal carotid artery）　起自颈总动脉，经颈部向上至颅底，穿颞骨岩部的颈动脉管入海绵窦，紧贴海绵窦的内侧壁向前上，至前床突内侧又向上后弯转并穿出硬脑膜而分为终支。故将颈内动脉的行程分为4段，即颈部、岩部、海绵窦部和前床突上部。其中，海绵窦部和前床突上部合称虹吸部，常呈“U”形或“V”形弯曲，是动脉硬化的好发部位。颈内动脉的主要分支如下（图2–14，图2–15）。

（1）后交通动脉（posterior communicating artery）　在视束下面往后行，与大脑后动脉吻合，是颈内动脉系与椎–基底动脉系的吻合支。

（2）脉络丛前动脉（anterior choroid artery）　沿视束下面向后行，经大脑脚与海马旁回钩之间向后进入侧脑室下脚，终止于脉络丛。沿途发支供应外侧膝状体、内囊后肢的后下部、大脑脚脚底的中1/3及苍白球等结构。因该动脉细小，行程较长，易被血栓阻塞。

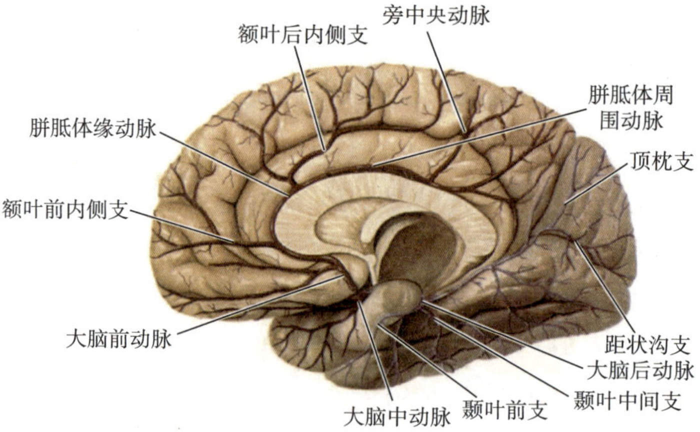

图 2-14　大脑半球的动脉（内侧面）

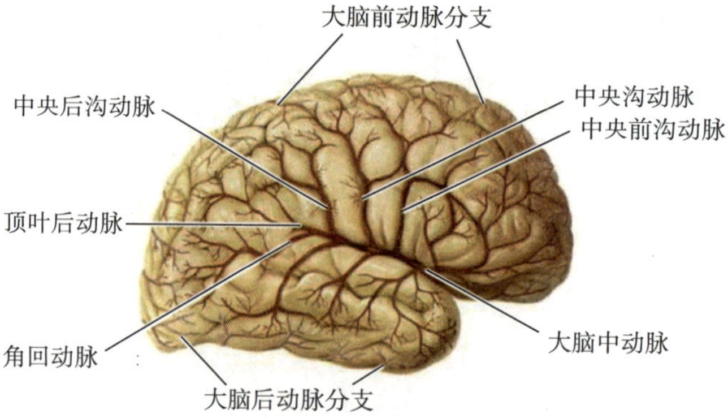

图 2-15　大脑半球的动脉（外侧面）

（3）大脑前动脉（anterior cerebral artery）　在视神经上方向前内行，进入大脑纵裂，与对侧的同名动脉借前交通动脉（anterior communicating artery）相连，然后沿胼胝体沟向后行。其皮质支分布于顶枕沟以前的半球内侧面和额叶底面的一部分以及额、顶两叶上外侧面的上部；中央支自大脑前动脉的近侧段发出，经前穿质进入脑实质，供应尾状核、豆状核前部和内囊前肢。

（4）大脑中动脉（middle cerebral artery）　是颈内动脉的直接延续，向外侧行进入外侧沟内，分成数条皮质支，营养大脑半球上外侧面的大部分和岛叶（顶枕沟以前），其中包括躯体运动、躯体感觉和语言中枢，该动脉若发生阻塞，将产生严重的功能障碍。大脑中动脉途经前穿质时，发出一些细小的中央支，垂直向上穿入脑实质，供应尾状核、豆状核、内囊膝和后肢的前上部（图2-15）。其中，沿豆状核外侧上行至内囊的豆状核、纹状体动脉较粗大，在动脉硬化和高血压时容易破裂（故又名出血动脉）而导致脑出血，造成严重后果。

2. 椎动脉（vertebral artery）　起自锁骨下动脉，穿第1～6颈椎横突孔，经枕骨大孔入颅腔。在脑桥延髓沟处，左、右椎动脉汇合成一条基底动脉（basilar artery），后者沿脑桥腹侧面的基底沟上行，至脑桥上缘分为左、右大脑后动脉两大终支。

（1）椎动脉的主要分支

1）脊髓前、后动脉。

2）小脑下后动脉（inferior posterior cerebellar artery）　为椎动脉颅内段最大的分支，一般在两侧椎动脉汇合成基底动脉之前发出。供应小脑下面后部和延髓后外侧部。该动脉行程弯曲，较易发生栓塞而出现同侧面部浅感觉障碍与对侧躯体浅感觉障碍（交叉性麻痹）和小脑共济失调等。

（2）基底动脉的主要分支

1）小脑下前动脉（inferior anterior cerebellar artery）　自基底动脉始段发出，供应小脑下面的前部。

2）迷路动脉（labyrinth artery）　又称内听动脉，很细，伴随面神经和前庭蜗神经进入内耳门，供应内耳迷路。80%以上的迷路动脉发自小脑下前动脉。

3）脑桥动脉（pontine artery）　为一些细小分支，供应脑桥基底部。

4）小脑上动脉（superior cerebellar artery）　近基底动脉的末端分出，绕大脑脚向后，供应小脑上部。

5）大脑后动脉（posterior cerebral artery）　是基底动脉的终支，在脑桥上缘附近发出，在小脑上动脉的上方并与之平行向外侧，绕大脑脚向后，沿海马旁回钩转至颞叶和枕叶内侧面。其皮质支分布于颞叶的内侧面和底面及枕叶；中央支由起始部发出，由脚间窝穿入脑实质，供应背侧丘脑和内、外侧膝状体，以及下丘脑和底丘脑等。大脑后动脉借后交通动脉与颈内动脉末端交通。大脑后动脉起始段与小脑上动脉根部之间夹有动眼神经，因此当颅内压增高时，颞叶海马旁回钩移至小脑幕切迹下方，使大脑后动脉移位，压迫、牵拉动眼神经，可致动眼神经麻痹。

3. 大脑动脉环（cerebral arterial circle）　又称Willis环，由前交通动脉、两侧大脑前动脉起始段、两侧颈内动脉末端、两侧后交通动脉和两侧大脑后动脉起始段共同组成（图2-16），位于脑底下方、蝶鞍上方，环绕视交叉、灰结节及乳头体周围。此环使两侧颈内动脉系与椎-基底动脉系互相吻合。当构成此环的某一动脉血流减少或被阻断时，通过大脑动脉环可在一定程度上使血液得以重新分配和代偿，而维持脑的营养供应和功能活动。

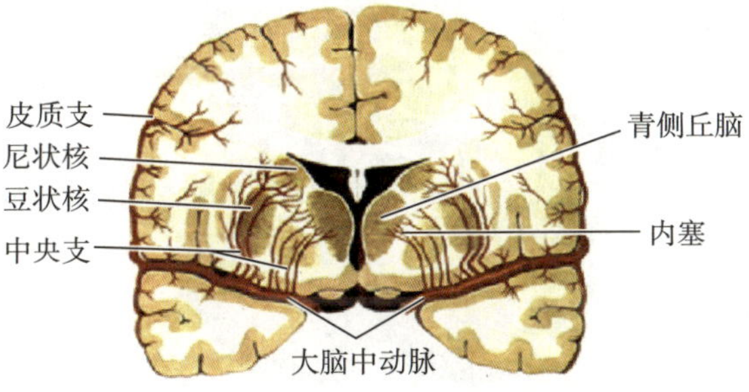

图 2-16　大脑中动脉的皮质支和中央支

（二）脑的静脉

脑的静脉不与动脉伴行，可分为浅、深两组，两组之间互相吻合。浅静脉收集皮质及皮质下浅层髓质的静脉血，并直接注入邻近的硬脑膜窦（如上矢状窦、海绵窦、岩上窦、横窦等）。深静脉收集大脑深部的髓质、基底核、间脑、脑室脉络丛等处的静脉血，最后汇成一条大脑大静脉，又称Galen静脉，于胼胝体压部的后下方向后注入直窦。两组静脉最终经硬脑膜窦回流至颈内静脉。

1.浅静脉 以大脑外侧沟为界分为3组（图2-17）：①大脑上静脉（外侧沟以上），有8～12支，收集大脑半球上外侧面和内侧面上部的静脉血，注入上矢状窦；②大脑下静脉（外侧沟以下），收集大脑半球上外侧面下部和半球下面的血液，注入横窦和海绵窦；③大脑中静脉分为浅、深两组，大脑中浅静脉收集半球上外侧面近外侧沟附近的静脉，注入海绵窦，大脑中深静脉收集岛叶的血液，与大脑前静脉和纹状体静脉汇合成基底静脉，注入大脑大静脉。

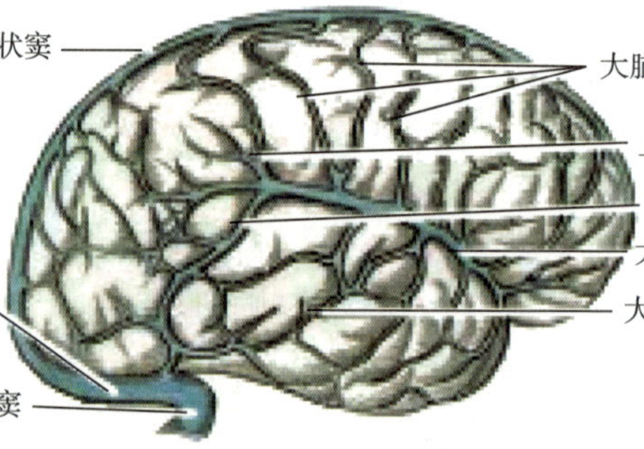

图 2-17 大脑的浅静脉

2.深静脉 包括大脑内静脉和大脑大静脉（图2-18）。大脑内静脉（internal cerebral vein）由脉络膜静脉和丘脑纹静脉在室间孔后上缘合成，向后至松果体后方，与对侧的大脑内静脉汇合成一条大脑大静脉（great cerebral vein），很短，收集大脑半球深部髓质、基底核、间脑和脉络丛等处的静脉血，在胼胝体压部的后下方注入直窦。

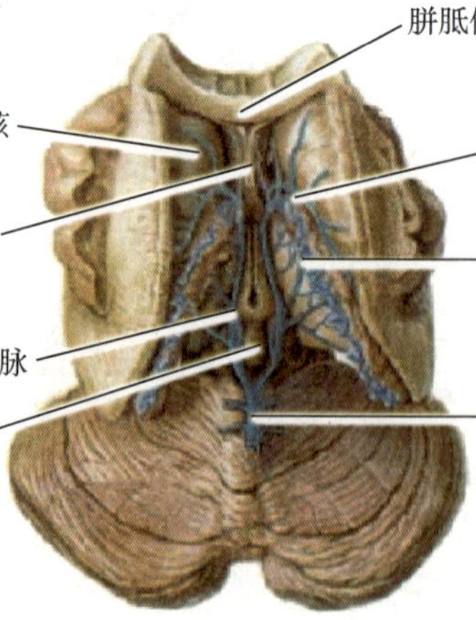

图 2-18 大脑的深静脉

【临床常见疾病】

	常见疾病	特点	临床表现	其他
脑血管疾病	短暂性脑缺血发作	短暂性脑缺血发作：是颈动脉或椎-基底动脉系统发生短暂性血液供应不足，引起局灶性脑缺血导致突发的、短暂性、可逆性神经功能障碍	(1)颈内动脉系统短暂性脑缺血发作：单眼突然出现一过性黑矇，或视力丧失，或白色闪烁，或视野缺损，或复视，持续数分钟可恢复。对侧肢体轻度偏瘫或偏身感觉异常。优势半球受损出现一过性的失语或失用或失读或失写，或同时面肌、舌肌无力。偶有同侧偏盲。其中单眼突然出现一过性黑矇是颈内动脉分支眼动脉缺血的特征性症状。短暂的精神症状和意识障碍偶亦可见 (2)椎-基底动脉系统短暂性脑缺血发作：最常见的症状是一过性眩晕、眼震、站立或行走不稳。一过性视物成双或视野缺损等。一过性吞咽困难、饮水呛咳、语言不清或声音嘶哑。一过性单肢或双侧肢体无力、感觉异常。一过性听力下降、交叉性瘫痪、轻偏瘫和双侧轻度瘫痪等。少数可有意识障碍或猝倒发作	短暂性脑缺血发作的诊断主要是依靠详细病史，即突发性、反复性、短暂性和刻板性特点，结合必要的辅助检查而诊断，必须排除其他脑血管病后才能诊断
	脑梗死	脑梗死：主要是由于供应脑部血液的动脉出现粥样硬化和血栓形成，使管腔狭窄甚至闭塞，导致局灶性急性脑供血不足而发病	(1)主观症状：头痛、头昏、头晕、眩晕、恶心、呕吐、运动性和(或)感觉性失语甚至昏迷 (2)脑神经症状：双眼向病灶侧凝视中枢性面瘫及舌瘫、假性延髓性麻痹如饮水呛咳和吞咽困难 (3)躯体症状：肢体偏瘫或轻度偏瘫、偏身感觉减退、步态不稳、肢体无力、大小便失禁等	脑梗死的临床症状复杂，它与脑损害的部位、脑缺血性血管大小缺血的严重程度、发病前有无其他疾病以及有无合并其他重要脏器疾病等有关，轻者可以完全没有症状，即无症状性脑梗死；也可以表现为反复发作的肢体瘫痪或眩晕，即短暂性脑缺血发作；重者不仅可以有肢体瘫痪甚至可以急性昏迷死亡如病变影响大脑皮质在脑血管病急性期可表现为出现癫痫发作

续表

	常见疾病	特点	临床表现	其他
脑血管疾病	脑出血	脑出血（cerebral hemorrhage）：是指非外伤性脑实质内血管破裂引起的出血	（1）运动和语言障碍：运动障碍以偏瘫为多见；言语障碍主要表现为失语和言语含糊不清 （2）呕吐：约一半的患者发生呕吐，可能与脑出血时颅内压增高、眩晕发作、脑膜受到血液刺激有关 （3）意识障碍：表现为嗜睡或昏迷，程度与脑出血的部位、出血量和速度有关。在脑较深部位的短时间内大量出血，大多会出现意识障碍 （4）眼部症状：瞳孔不等大常发生于颅内压增高出现脑疝的患者；还可以有偏盲和眼球活动障碍。脑出血患者在急性期常常两眼凝视大脑的出血侧（凝视麻痹） （5）头痛、头晕：头痛是脑出血的首发症状，常常位于出血一侧的头部；有颅内压力增高时，疼痛可以发展到整个头部。头晕常与头痛伴发，特别是在小脑和脑干出血时	通常在活动和情绪激动时发病，出血前多无预兆，半数患者出现头痛并很剧烈，常见呕吐，出血后血压明显升高，临床症状常在数分钟至数小时达到高峰，临床症状体征因出血部位及出血量不同而异
	蛛网膜下腔出血	蛛网膜下腔出血（SAH）：指脑底部或脑表面的病变血管破裂，血液直接流入蛛网膜下腔引起的一种临床综合征	突然发生的剧烈头痛、恶心、呕吐和脑膜刺激征，伴或不伴局灶体征。剧烈活动中或活动后出现爆裂性局限性或全头部剧痛，难以忍受，呈持续性或持续进行性加重，有时上颈段也可出现疼痛。其始发部位常与动脉瘤破裂部位有关。常见伴随症状有呕吐、短暂意识障碍、项背部或辖制疼痛、畏光等。绝大多数病例发病后数小时内出现脑膜刺激征，以颈强直最明显，Kernig征、Brudzinski征可阳性。眼底检查可见视网膜出血、视乳头水肿，约25%患者可出现精神症状，如欣快、谵妄、幻觉等。还可有癫痫发作、局灶神经功能缺损体征如动眼神经麻痹、失语、单瘫或轻偏瘫、感觉障碍等。部分患者，尤其是老年患者头痛、脑膜刺激征等临床表现常不典型，而精神症状较明显	突然起病，以数秒钟或数分钟速度发生的头痛是最常见的起病方式。患者常能清楚地描述起病的时间和情景。发病前多有明显诱因，如剧烈运动、情绪激动、用力、排便、咳嗽、饮酒等；少数可在安静情况下发病。约1/3患者动脉瘤破裂前数日或数周有头痛、恶心、呕吐等症状

【知识运用】

患者，男，68岁。6小时前因生气突发头痛、恶心呕吐、右侧肢体活动障碍。此后病情迅速加重，意识不清，大小便失禁，无抽搐。既往高血压病史6年，不规律服降压药。查体：T 36℃，P 68次/分，R 12次/分，BP 180/100mmHg。昏迷，双侧瞳孔2mm，等大，对光反射迟钝，右侧鼻唇沟浅，右侧肢体偏瘫。初步诊断为脑出血。

问题1 ______________________________

解决方案 ______________________________

____

问题2 ______________________________

解决方案 ______________________________

____

问题3 ______________________________

解决方案 ______________________________

____

【课后任务】

思政元素：关爱老年人，预防脑卒中

思政元素

【目标检测】

脑血栓形成的常见病因是

A. 风湿性脉管炎　　B. 结节性动脉周围炎

C. 系统性红斑狼疮　　D. 急性传染病

E. 动脉粥样硬化

参考答案

（卢玉仙）

第三节 PBL实训案例

学习目标

知识目标

1.学习颅骨的解剖结构。

2.掌握脑脊液的生成与循环。

技能目标

1.能对脑脊液漏患者进行护理。

2.能进行脑疝的紧急救护。

素质目标

具备急救意识，能够正确识别脑疝并协助医生进行紧急救护。

第一部分

患者，男，今日晨起头昏跌倒。呼叫患者姓名，无反应、呼吸、心跳存在，右侧外耳道可见血性液体外流，急诊入院。急诊查CT示颅骨骨折，左侧基底节区脑出血破入脑室，收入脑外科。

1.主要讨论要点 针对患者右侧耳朵流血，护士如何对患者或家属进行宣教？

2.发现问题

（1）颅骨骨折的表现有哪些？

（2）颅骨不同部位骨折的表现是什么？

第二部分

入院后，询问病情，有高血压史15年。查体：体温38.2℃，脉搏60次/分，呼吸19次/分，血压112/63mmHg，体格检查欠合作。闭目不语，呼唤有反应，能说出自己的名字，且定位准确。双侧瞳孔直径2.0mm，直接及间接对光反射迟钝。面肌无抽搐。右侧外耳道可见血性液体外流。患者吸氧，采取右侧卧位，保持病室安静，床头抬高15°~30°，遵医嘱用药，20%甘露醇250ml每天两次。同时注意观察患者意识、生命体征、瞳孔的变化。

1.主要讨论要点 根据入院后患者的体检，请根据Glasgow昏迷评分法，评估患者意识状态。

2.发现问题

（1）瞳孔和对光反射的检查要点是什么？

（2）请给患者正确输入甘露醇（甘露醇静脉输入的方法）。

第三部分

患者突然烦躁不安，面部痛苦表情，频繁恶心，但无呕吐物。观察瞳孔，右侧瞳孔2.0mm，左侧2.5mm，直接及间接对光反射迟钝。喊其姓名不答应，双眼紧闭。护士立即通知医生。在紧急处理的同时，医生嘱咐做好紧急手术的准备。手术室全麻下行脑内血肿清除、脑室外引流术。术毕。手术顺利，麻醉效果好，术中出血约420ml，术毕生命体征平稳，自主呼吸存在，安全返回ICU病房治疗。

1. 主要讨论要点 患者可能发生的问题，如何紧急处理？

2. 发现问题

（1）如何做好手术后的护理？

（2）如何护理脑室引流管？

反思日记

（徐益荣 高 薇）

第三章　心血管系统解剖与疾病

第一节　概　述

PPT

【学习目标】

学习目标

知识目标

1. 掌握脉管系统的组成。
2. 了解大、小循环的概念。

技能目标

能够运用所学的脉管系统知识为患者提供护理服务。

素质目标

关爱健康，防治心脏血管疾病。

【任务导入】

患者，男，72岁，退休干部。在家属的陪同下来院就诊，主诉4个月来感到劳累后胸痛、胸闷、气短，胸痛为发作性，休息可缓解。无咳嗽、咳痰。曾有类似症状10年。

讨论

（1）考虑患者目前的主要问题是什么？

（2）哪些原因还能引起胸痛？

（3）该患者的疾病是如何发生的？

【理论知识】

一、心血管系统的组成

心血管系统（cardiovascular system）包括心、动脉、静脉和连于动、静脉之间的毛细血管，其内有血液流动。

1. 心（heart）　主要由心肌构成，是中空的肌性器官，借房间隔和室间隔把心分为左、右两个半心。每侧半心又分为心房和心室，左半心流着动脉血，右半心流着静脉血。心房和心室分别经房室口相通，由房室瓣管理房室口的开合。心房接纳静脉，心室发出动脉。在左、右房室口和动脉出口处均有瓣膜，它们似阀门，顺血流开放，逆血流关闭，保证了血流在心内的定向流动。

2.动脉（artery） 是心室发出的血管，在走行中不断分支，越分越细，最后移行为毛细血管。动脉管壁较厚，平滑肌比较发达，弹力纤维也较多，管腔断面呈圆形，具有舒缩性和一定的弹性，可随心的舒缩、血压的高低而有明显的搏动，且能承受较大的压力。动脉壁的结构特点与其功能密切相关，大动脉壁弹力纤维很多，有较大的弹性，心室射血时管壁扩张，心室舒张时管壁回缩，促使血液继续向前流动，中、小动脉尤其是小动脉平滑肌层较发达，可在神经体液调节下收缩或舒张，改变管腔的大小，影响局部血流量和血流阻力，借以维持和调节血压。

3.静脉（vein） 是引导血液回心房的血管。小静脉起于毛细血管，在回心过程中逐渐汇合成中静脉、大静脉，最后注入心房。静脉壁因承受压力较小，管壁薄，平滑肌和弹力纤维均较少，缺乏收缩性和弹性，管腔断面较不规则。静脉壁承受外加压力的能力比相应的动脉小些，故同样的外加压力可使静脉回流受阻，而不影响动脉血流。静脉的管径较相应的动脉略大，静脉内血流较慢，全身静脉系的总容量约超过动脉系的一倍以上。

4.毛细血管（capillary） 连于动、静脉之间，互相连接呈网状，是极细微的血管，管径平均6～9μm。毛细血管的数量很大，遍布于全身各处，但除软骨、角膜、晶状体、毛发、被覆上皮及牙釉质外。代谢较低的器官中毛细血管较稀疏。毛细血管壁主要由单层内皮细胞组成，非常薄，有一定的通透性。血液在毛细血管内流动缓慢，有利于血液与组织、细胞之间进行物质交换。当组织处于静息状态时，许多毛细血管关闭，但当组织功能活跃时，毛细血管大量开放，以增加局部血液供应（图3-1）。

二、血液循环的途径

血液自心射出，经过各级动脉分支到达毛细血管，再经静脉回到心，循环不止，这一过程称为血液循环。根据血液在体内循环路径的不同，可分为体循环和肺循环，两种循环同时进行。

1.体循环（大循环）（systemic circulation） 当心室收缩时，血液由左心室射入主动脉，再经主动脉的各级分支到达全身毛细血管，血液在此与周围的组织、细胞进行物质交换和气体交换，再经各级静脉，最后经上、下腔静脉及冠状窦返回右心房。体循环的特点是流程长、流经范围广，其主要功能是输送含氧量高和营养物质丰富的血液到全身各器官、组织和细胞，以营养它们，并将其代谢产物运回心。经过体循环，血液由鲜红色变成暗红色。

2.肺循环（小循环）（pulmonary circulation） 血液由右心室射出，经肺动脉干及其各级分支到达肺泡毛细血管，进行气体交换，再经肺静脉进入左心房。肺循环的特点是流程短，血液只经过肺，其主要功能是为血液加氧并排出二氧化碳。经过肺循环，血液由暗红色变成鲜红色。

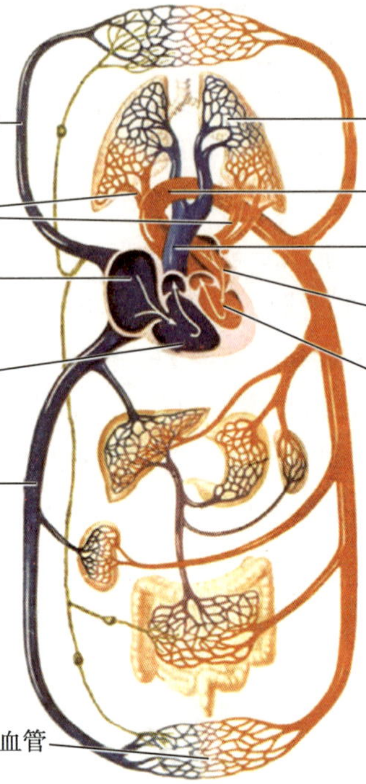

图 3-1　脉管系统示意图

三、血管的吻合和侧支循环

人体的血管除经动脉–毛细血管–静脉相通外，在动脉与动脉之间，静脉与静脉之间，甚至动脉与静脉之间，可借血管支（吻合支或交通支）彼此连接，形成血管吻合。动脉间的吻合全身广泛存在，且有多种形式。较大的动脉干在行径中常发出侧副管与主干平行，可与同一主干远侧所发的返支或另一主干的侧支相连，形成侧副吻合。两动脉干间有时以较粗的动脉支，即交通支相连。两动脉干的末端或其分支有时吻合成动脉弓。但更多的形式是几个动脉的分支互相吻合成动脉网。在正常情况下，吻合适应机能的需要，有调节血流的作用。在病理情况下，如某一动脉干发生阻塞，阻塞部位近侧的动脉干，通过吻合可将血液绕过阻塞部位，送至远侧的分布区域。此时吻合管逐步增粗，血流量增大，使原分布区域得到足够的血供而不致发生坏死。这种通过吻合重新建立的循环称为侧支循环。侧支循环的建立显示了血管的适应能力和可塑性，对于保证器官在病理状态下的血液供应有重要意义。

微循环（microcirculation）是指在微动脉和微静脉之间微细血管内的血液循环，是血液循环的基本功能单位。微循环血管包括微动脉、中间微动脉、真毛细血管、直捷通路和微静脉。微动脉管壁的平滑肌和毛细血管起始部的平滑肌（毛细血管前括约肌）在神经、激素和代谢产物作用下，可以舒缩，起“闸门”作用，以控制局部血流。此外，在微动脉和微静脉之间的动静脉吻合也属微循环血管，可调节局部血流。微循环的功能状态直接影响局部细胞和组织的血液供应，有重要的实用意义。

第二节　心脏血管的解剖与常见疾病

PPT（1）　PPT（2）

学习目标

知识目标

掌握心的体表投影；心包的构成；常用的压迫止血部位。

技能目标

1.能够分析心脏常见疾病的发病基础。

2.能够运用所学的脉管系统知识为患者提供护理服务。

素质目标

关爱健康，防治心脏血管疾病。

【任务导入】

患者，女，58岁。心悸、气短反复发作8年，近半年加重，时常出现双下肢水肿，未经诊治。入院前一天，因“急性胃肠炎”进行静脉滴注。进液量约1000ml时，患者突感呼吸困难，心悸伴频繁咳嗽，咳粉红色泡沫痰，且痰中带血，不能平卧而急诊入院。查体：体温37.5℃，脉搏90次/分，呼吸30次/分，血压120/70mmHg。心脏彩超显示：心射血分数为45%。诊断为急性左心衰竭。

讨论

1.心脏的解剖特点是什么？

2.引起心衰的常见原因有哪些？

3.心力衰竭的原因是什么？

【理论知识】

脉管系统的功能主要是将营养物质和氧气等输送到全身各器官、组织和细胞；同时将组织和细胞的代谢产物如二氧化碳、尿素等运送到肺、肾、皮肤等器官排出体外，以维持机体内环境的相对稳定。心肌细胞可产生和分泌心钠素、肾素血管紧张素等激素和生物活性物质，这些激素和生物活性物质参与机体功能的调节，因此脉管系统不仅是体内的运输管道系统，而且有重要的内分泌功能。

一、心的位置

心是血液循环的动力器官，其位置可因体型、呼吸运动中膈肌的升降，或坐、立、卧位置的不同而有所改变。心位于胸腔前下部的中纵隔内，外裹心包，约2/3居身体正中矢状切面的左侧，1/3在其右侧。上方有出入心的大血管，下方是膈；两侧借纵隔胸膜与肺相邻；后方邻近左主支气管、食管、左迷走神经、胸主动脉和第5～8胸椎；前方大部分被肺和胸膜所覆盖，只有左肺心切迹内侧的部分与胸骨体下部左半及左侧第4、5肋软骨相邻（图3-2）。临床进行心内注射多在胸骨左缘第4或5肋间进针，不会伤及胸膜和肺。

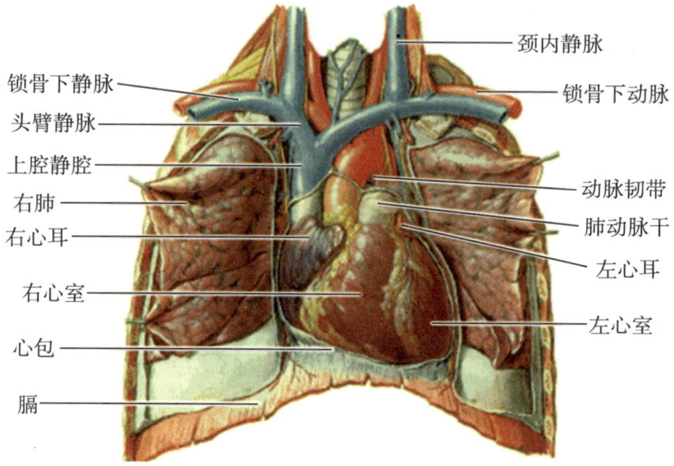

图3-2　心的位置

二、心的外形

心近似于倒置、前后略扁的圆锥体，大小似本人拳头。可分1尖、1底、2面、3缘，表面尚有4条沟（图3-3、图3-4）。心的纵轴呈斜向，约与身体矢状面和水平面呈45°夹角。

1.心底　大部分由左心房构成，小部分由右心房构成，朝向右后上方。上、下腔静脉分别从上、下方开口于右心房；左、右两对肺静脉分别从两侧注入左心房。心底后面隔心包后壁与食管、迷走神经和胸主动脉等毗邻。

2.心尖　圆钝、游离，由左心室构成，朝向左前下方，位置平对胸骨左侧第5肋间隙，锁骨中线内侧1～2cm处，在活体于此处可扪及心尖的搏动。

3.两面　胸肋面（前面），朝向前上方，大部分由右心房和右心室构成，左侧一小部分由左心耳和左心室构成。左、右心耳从两侧夹持肺动脉干的根部。膈面（下面），朝向下后，近乎水平位，隔心包紧贴于膈。该面约2/3由左心室构成、1/3由右心室构成。

4.三缘　右缘垂直圆钝，由右心房构成，向上延续为上腔静脉。左缘斜向左下，圆钝，绝大部分由左心室构成，仅上份一小部分有左心耳参与。下缘较锐利，近水平位，略向左下方倾斜，大部分由右心室，仅心尖处由左心室构成。

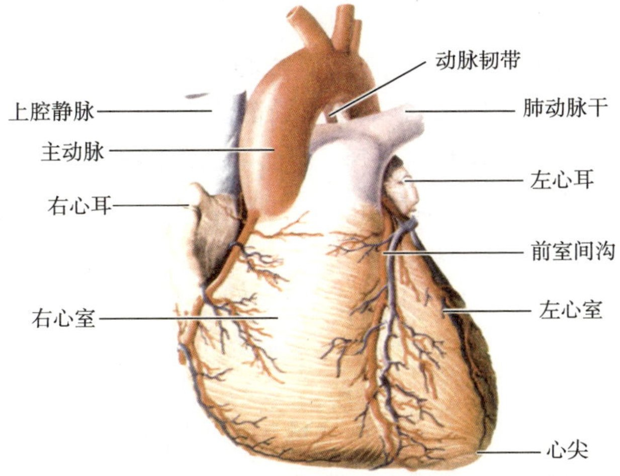

图 3-3　心的外形与血管（前面）

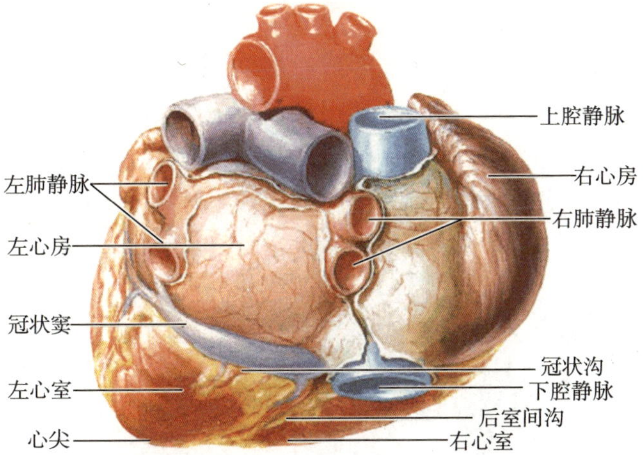

图 3-4　心的外形与血管（后面）

5.四条沟　心的表面有4条沟，可作为4个心腔的表面分界。近心底处，有几乎呈环形的冠状沟（房室沟），前方为肺动脉干所中断，约呈额状位，它将右上方的心房与左下方的心室分开。心室的胸肋面有自冠状沟向下至心尖右侧的浅沟，称前室间沟。膈面也有从冠状沟向下至心尖右侧的浅沟，称后室间沟。前、后室间沟是左、右心室在心表面的分界。前、后室间沟在心尖右侧会合处，稍凹陷，称心尖切迹。上述各沟被冠状血管、脂肪等充填，故沟底浅平，轮廓不清。在心底，右上、下肺静脉与右心房交界处的浅沟称房间沟，与房间隔后缘一致，是左、右心房在心表面的分界。房间沟、后室间沟与冠状沟交汇处称房室交点。

三、心的各腔

心在发育过程中出现沿心的纵轴轻度向左旋转，故左半心位于右半心的左后方。右心房、室位于房、室间隔平面的右前方，右心室是最前方的心腔，右心房是最靠右侧的心腔，构成心右缘；左心房、室位于房、室间隔平面的左后方，左心房是最后方的心腔，左心室是最靠左侧的心腔，构成心左缘。

右心房（图3-5）可分为前、后两部。前部由原始心房衍变而来，称固有心房，其前上部的锥体形盲囊突出部称右心耳；后部由原始静脉窦发育而成，称腔静脉窦。两部之间在心表面以靠近心右缘表面的浅沟即界沟为界，在腔面以与界沟相对应的纵形肌隆起即界嵴为界。

固有心房壁腔面因有许多平行的梳状肌而凹凸不平。梳状肌由界嵴发出，向前与右心耳腔内交织成网的肌小梁相延续。固有心房的左前下方有右房室口，通向右心室。

腔静脉窦，腔面光滑，上、下份分别有上腔静脉口和下腔静脉口。下腔静脉口前缘有下腔静脉瓣（Eustachian瓣），胎儿时该瓣具有引导血液经卵圆孔流向左心房的作用。下腔静脉口与右房室口之间有冠状窦口，口下缘有冠状窦瓣（Thebesian瓣）。

右心房的后内侧壁主要由房间隔形成。房间隔下部有一浅凹，称卵圆窝，为胎儿时期卵圆孔闭合后的遗迹，房间隔缺损多在此发生。卵圆窝边缘隆起，称卵圆窝缘，其前上方的隆起称主动脉隆凸，由主动脉窦推顶右心房后内侧壁所形成，故主动脉窦动脉瘤可向右心房穿破。冠状窦口前内缘、三尖瓣隔侧尖附着缘和Todaro腱（心内膜下的纤维索见心纤维骨骼）之间的三角区，称Koch三角。

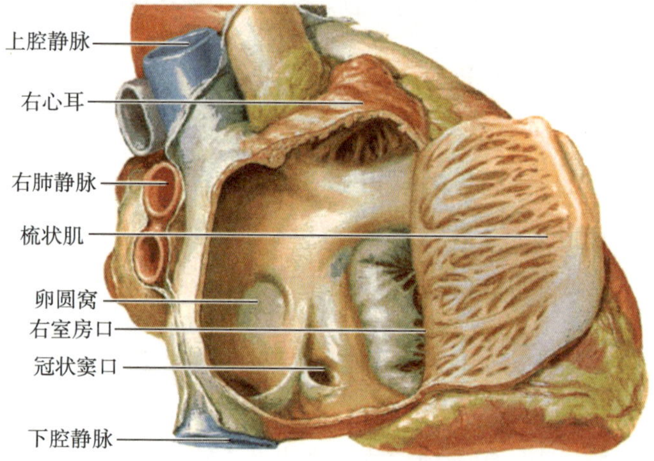

图3-5　右心房的腔面

（二）右心室

右心室（right ventricle）构成胸肋面的大部，壁厚3~4mm（图3-6）。室腔呈尖端向下的锥体形，后上方的右房室口（入口）和左上方的肺动脉口（出口）之间的室壁上有一弓形的隆起称室上嵴，将室腔分为窦部（流入道）和漏斗部（流出道）两部分。

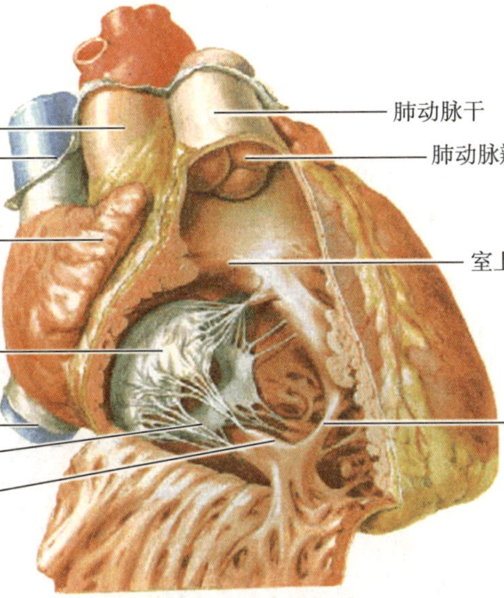

图 3-6 右心室的腔面

1.窦部 由右房室口至右心室尖，是右心室的主要部分，又称固有心腔，其内面的肌束形成纵横交错的隆起叫肉柱，入口是右房室口，口周围的纤维环上附有3个三角形的瓣膜，称三尖瓣，瓣的游离缘借腱索连于乳头肌，此为从室壁突入室腔的锥体形隆起，每个乳头肌的尖端发出数条腱索分别连于相邻两个尖瓣上。在功能上纤维环、三尖瓣、腱索和乳头肌是一个整体，称三尖瓣复合体，室腔内还有一条从室间隔至前乳头肌根部的圆形肌束称隔缘肉柱（节制索），内含心的传导纤维。

2.漏斗部 又称动脉圆锥，位于窦部左上方，腔面光滑无肉柱，是右心室腔向左上方延伸的部分，向上逐渐变细，形似倒置的漏斗。其上端借肺动脉口通肺动脉干，口周围的纤维环上附有3个袋口向上的半月形瓣膜，称肺动脉瓣。当心室收缩时，血液冲开肺动脉口瓣进入肺动脉；心室舒张时，3个袋状瓣膜被倒流血液充盈而关闭，阻止血液反流入心室（图3-7）。

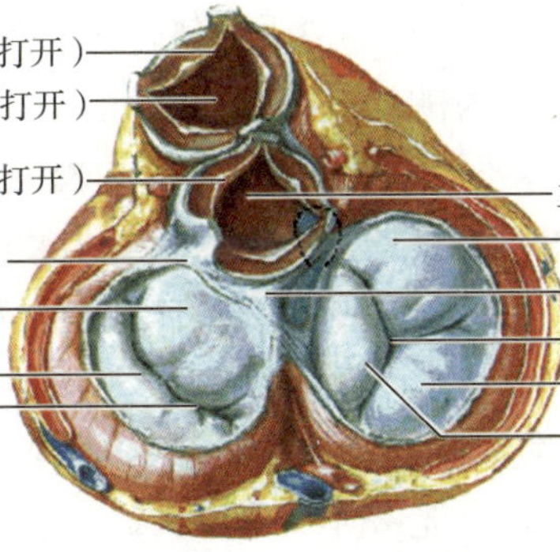

图 3-7 心脏瓣膜

（三）左心房

左心房（left atrium）构成心底的大部（图3-8），壁厚2～3mm。位于右心房的左后方，可分为前、后二部。前部向右前突出的部分称左心耳，内有与右心耳相似隆起的梳状肌，因其与二尖瓣邻近，为心外科常用的手术入路之一。左心房的后部较大，壁光滑，有四个入口和一个出口。后方两侧分别是左肺上、左肺下静脉和右肺上、右肺下静脉四个入口。一个出口是前下方通向左心室的左房室口。

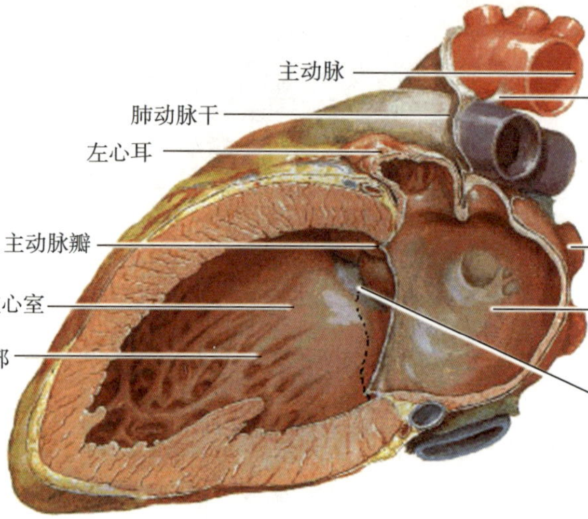

图3-8 左心房与左心室

（四）左心室

左心室（left ventricle）位于右心室的左后下方，室腔近似圆锥形，构成心尖及心的左缘。壁厚约为右心室的3倍，达9～12mm。左心室腔以二尖瓣前瓣为界，可分为窦部（流入道）和主动脉前庭（流出道）两部分（图3-9）。

1.窦部 是左心室的主要部分，内壁粗糙不平，入口是左房室口，口周围的纤维环上有两片近似三角形的瓣膜称二尖瓣（mitral valve）（图3-8），室壁上的肉柱不如右心室明显。相邻的二尖瓣边缘也有许多条腱索连于乳头肌。左室的乳头肌较右心室强大。纤维环、二尖瓣、腱索、乳头肌合称二尖瓣复合体，其功能与右心室相同。

2.主动脉前庭 是左心室前内侧的部分，壁光滑无肉柱，缺乏伸展性和收缩性。其出口是主动脉口（aortic orifice），周围的纤维环上也有三个袋口向上的半月形瓣膜，称主动脉瓣（aortic valve）（图3-9）。每个瓣膜与主动脉壁之间形成的衣袋状空间称主动脉窦，可分为左、右、后三个窦。在左、右窦的动脉壁上分别有左、右冠状动脉的开口。

心像一个“血泵”，瓣膜类似泵的闸门，保证了心内血液的定向流动。两侧的心房和心室的收缩与舒张是同步的，心室收缩时，二尖瓣和三尖瓣关闭，主动脉瓣和肺动脉瓣开放，血液射入动脉；心室舒张时，二尖瓣和三尖瓣开放，主动脉瓣和肺动脉瓣关闭，血液由心房射入心室。

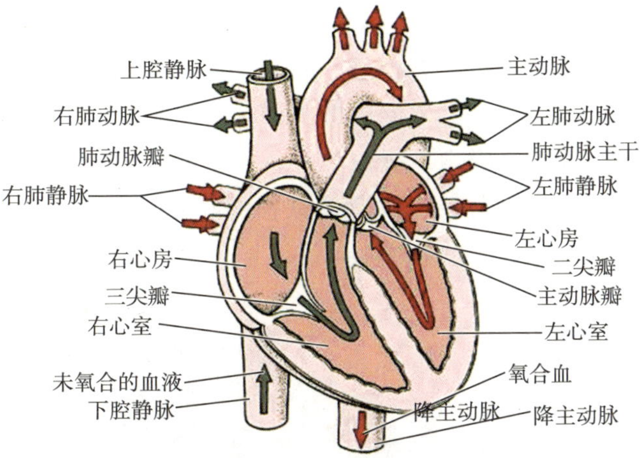

图 3-9　主动脉瓣和二尖瓣模式图

四、心的构造

（一）心壁的构造

心壁由心内膜、心肌层和心外膜构成（图3-10）。心内膜是衬在心腔内面的一层光滑的薄膜，与血管的内膜相延续，由内皮及其深面的结缔组织组成，结缔组织中含有心传导系的分支。心的各瓣膜就是由心内膜折叠并夹一层致密结缔组织而构成的。心肌层是构成心的主体，由心肌细胞和结缔组织支架组成。心肌细胞包括特殊分化的心肌细胞和普通的心肌细胞。普通心肌细胞构成心房肌和心室肌。心房肌较薄，心室肌肥厚，左心室肌最发达。心外膜被覆于心肌层和大血管根部的表面，是透明光滑的浆膜，为浆膜心包的脏层。

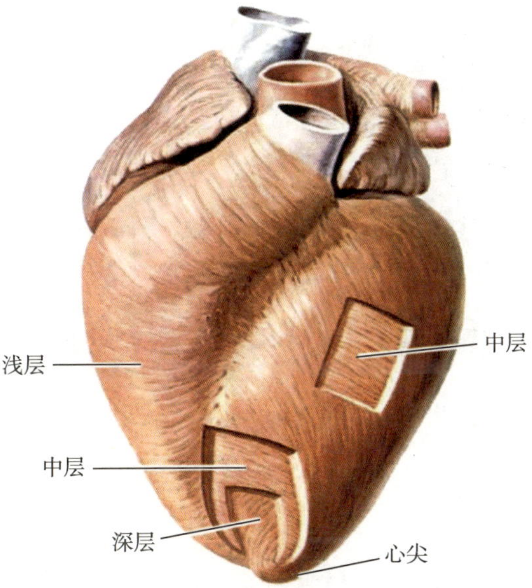

图 3-10　心壁的组织结构

（二）房间隔和室间隔

房间隔较薄，由两层心内膜夹少量心肌和结缔组织构成，厚1～4mm，卵圆窝处最薄，厚约1mm（图3-11）。室间隔较厚，由心肌和心内膜构成。其下大部分是由心肌构成的肌部，上部紧靠主动脉口下方，有一卵圆形较薄的部分，面积大约为$0.8cm^2$，此处缺乏肌质，称膜部，是室间隔缺损的好发部位。室间隔缺损也是先天性心脏病的一种。

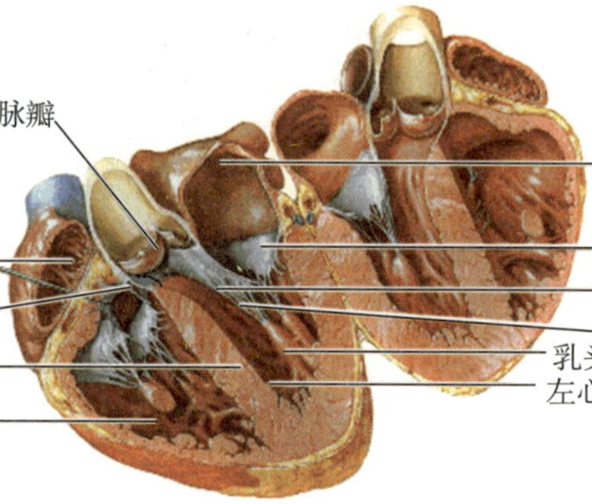

图3-11　房间隔和室间隔

五、心的传导系统

心的传导系统主要由特殊分化的心肌细胞组成，它们形成结或束位于心壁内，具有产生兴奋、传导冲动和维持心的正常节律性搏动的功能。包括窦房结、房室结、房室束及其分支（图3-12）。

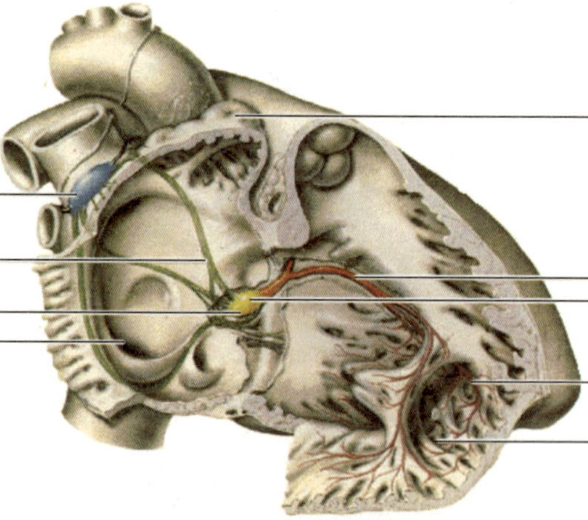

图3-12　心传导系统

（一）窦房结

是心的正常起搏点，位于上腔静脉与右心房交界处界沟上部的心外膜深面，略呈长椭圆形。

（二）房室结

呈扁椭圆形，位于冠状窦口与右房室口之间的心内膜深面，冠状窦口的前上方，结的前下方续为房室束。房室结的主要功能是将窦房结传来的冲动传向心室，而且是最重要的次级起搏点；并保证心房收缩后再开始心室的收缩。

（三）房室束

又称His束，是连接心房和心室的唯一重要通路，行至室间隔肌部上缘分为左、右束支。

（四）左、右束支

1.右束支　呈单一细长的圆索状，起于房室束的末端，沿室间隔右侧心内膜深面下行，经节制索至右心室前乳头肌根部开始分散形成Purkinje纤维与右心室乳头肌和心肌细胞相连。

2.左束支　呈扁带状，沿室间隔左侧心内膜深面走行，约在室间隔上、中1/3交界处分为两支，分别至前、后乳头肌分支形成Purkinje纤维 ，并和室壁的一般心肌细胞相连。

（五）Purkinje 纤维网

左、右束支的分支在心内膜深面交织成心内膜下Purkinje纤维网。

房室束，左、右束支和Purkinje纤维网的功能是将心房传来的兴奋迅速传播到整个心室。

一般情况下，窦房结自身兴奋的频率最高。这种兴奋依次至心房肌，房室结，房室束，左、右束支及Purkinje纤维网和心室肌、引起心肌的收缩。

六、心的血管

（一）动脉

心的血液供应主要来自左、右冠状动脉，它们均发自升主动脉起始部的主动脉窦，其分支多按营养部位命名。

1.右冠状动脉　起于主动脉右窦（图3-13），在右心耳和肺动脉干根部之间入冠状沟，向右行绕过心右缘经冠状沟后部至房室交点处常分为二支。一支较粗，为主干的延续，向下弯行，移行为后室间支，沿后室间沟下行，终于后室间沟下部，或与前室间支末梢吻合。另一支较细，自房室交界处向左，然后向下分布于左室后壁，形成右冠状动脉的左室后支。

右冠状动脉的分支：①动脉圆锥支，为右冠状动脉向右室壁发出的第一个分支，与前室间支的相应分支相吻合，是左、右冠状动脉间的一个重要的侧支循环通路，此支可直接起于主动脉窦（绝大多数是右窦），称副冠状动脉；②右缘支恒定，也较发达，起于右冠状动脉，沿心下缘行走，是冠状动脉造影中辨认分支的一个标志；

③窦房结支，56.81%的人此支起于右冠状动脉近侧段，沿右心耳内侧面上行，分布于窦房结，还发出分支与附近心房支相吻合；④房室结支，90.61%的人此支在房室交界处起于右冠状动脉主干或其分支，起始处的右冠状动脉多呈“U”形弯曲，由此曲的顶点发出后向深部分布于房室结和房室束的近侧部，此支还发出分支分布于附近的室间隔心肌并与邻近动脉相吻合；⑤其他的心房支和心室支。

右冠状动脉分布于右心房、右心室、室间隔的后1/3（其中有房室束左脚的后支通过）及左室后壁。如右冠状动脉发生阻塞，可发生后壁心肌梗死和房室传导阻滞。

2. 左冠状动脉 起于主动脉左窦，在肺动脉干和左心耳之间左行，随即分为前室间支和旋支（图3-13）。

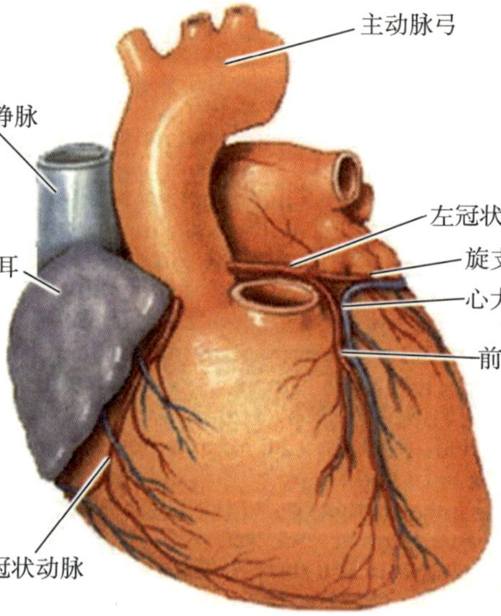

图 3-13 心脏动脉

前室间支沿前室间沟下行，绕过心尖切迹，终于后室间沟下部。前室间支向左侧、右侧和深面发出三组分支，分别分布于左室前壁、右室前壁小部分及室间隔前2/3区域（其中有房室束右脚及左脚的前支通过）。如前室间支发生阻塞，可发生左室前壁和室间隔前部心肌梗死，并可发生束支传导阻滞。此外，从前室间支与旋支起端夹角处，还常发出对角支，斜向左下分布于左室前壁的一部分。

旋支起始后沿冠状沟向左行，绕过心左缘至心膈面，多以左室后支分布于左室膈面。

旋支的分支：①左缘支，于旋支经左缘处分出，此支恒定，也较发达，向下分布于左室侧壁，此支也是冠状动脉造影辨认分支的标志之一；②窦房结支，39.52%的人此支起于旋支的近侧段，沿左房前壁向上向右分布于窦房结；③房室结支，8.41%的人此支起于旋支，因此该旋支较长可达房室交点，起始后进入深部，分布于房室结；④心房支和心室支。

旋支通过它的分支分布于左室侧壁、左室后壁及左心房，也可滋养窦房结或房室结。如旋支发生阻塞，常引起左室侧壁或后壁心肌梗死。

（二）静脉

心的静脉分为三条途径回心。

心壁的静脉绝大部分汇入冠状窦，再经冠状窦口注入右心房。

冠状窦位于心膈面的冠状沟内，左心房和左心室之间，其右端开口于右心房。主要属支有心大静脉、心中静脉和心小静脉（图3–14）。

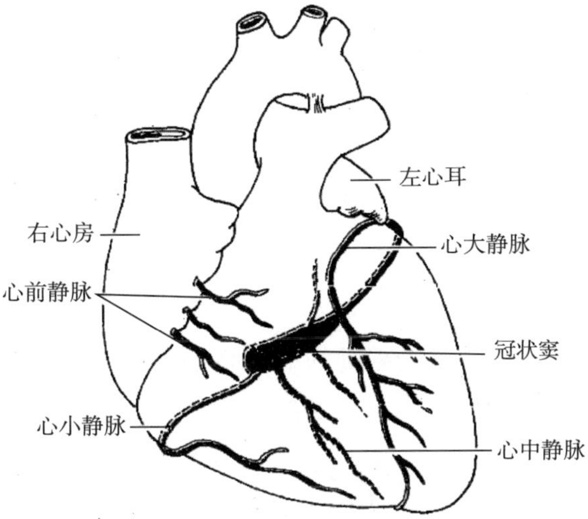

图3–14　心的静脉

1.心大静脉　与前室间支伴行，向上至冠状沟，再向左绕过心左缘至心后面，注入冠状窦左端。

2.心中静脉　与后室间支伴行，向上注入冠状窦右端。

3.心小静脉　行于右冠状沟内，绕过心右缘向左注入冠状窦右端。

（三）冠状动脉的吻合

冠状动脉并非终动脉，同侧冠状动脉各分支和左、右冠状动脉分支之间均有广泛的吻合。吻合管的直径和长度随年龄增长而增加，至18～20岁时达正常大小。吻合存在于整个心壁，但在右室前面、心尖部、心房壁、房间隔和室间隔吻合更为丰富。此外，冠状动脉与心外血管，如支气管动脉和胸廓内动脉等也有吻合。

吻合的存在不代表其有侧支循环的功能。关键问题是哪些因素影响吻合形成有效的侧支循环，其中包括动脉闭塞发展的速度、闭塞的部位、过去有无血管闭塞病史以及患者年龄等。青年人侧支吻合还未很好地发育，一旦主要血管闭塞易发生心肌梗死。随着年龄的增长和局部缺血的影响，使吻合数目增多，口径变粗，如仅一条动脉阻塞则不易发生心肌梗死。

心静脉之间的吻合远较冠状动脉丰富，冠状窦属支之间以及属支与心前静脉之间均有丰富的吻合。

七、心的神经

心的运动神经有交感神经和副交感神经。交感神经分布于窦房结、房室结和左、右冠状动脉的主干，并随动脉分支至心肌。交感神经兴奋使窦房结发放冲动的频率增加，房室传导加快，心房、心室收缩力加强，并使冠状动脉扩张。副交感神经分布至窦房结、房壁肌、房室结和冠状动脉。也有人认为副交感神经延至心室肌。副交感神经兴奋，可抑制房室传导，使心跳变慢，降低心房和心室肌的收缩力，并使冠状动脉收缩。

心的感觉神经：与交感神经同行的感觉纤维（其中有痛觉纤维）至脊髓胸1～4或5节段后角灰质。与副交感神经同行的感觉纤维（迷走神经的内脏感觉纤维）至延髓的孤束核、迷走神经背核，也可至疑核和网状结构，形成反射性活动。心的感觉冲动最终传向背侧丘脑、下丘脑和大脑皮质，但其具体传导路径尚不明确。

八、心包

心包为包裹心和出入心大血管根部的锥体形纤维浆膜囊（图3–15）。分为内、外两层，外层为纤维心包，内层为浆膜心包。

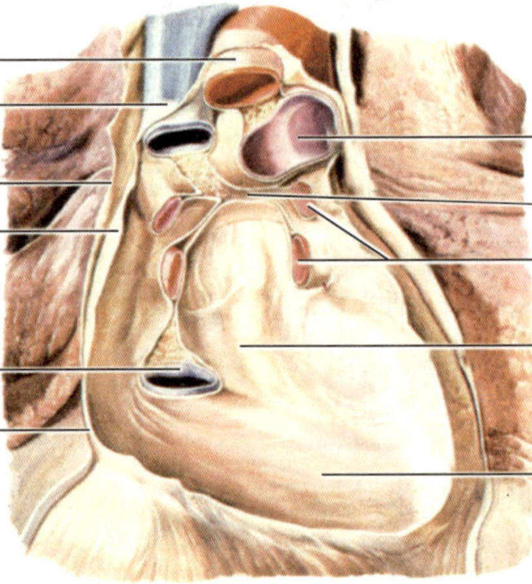

图3–15 心包

纤维性心包是坚韧的结缔组织囊，为心包的外层，包在心的表面，向上与出入心的大血管外膜相移行，向下与膈的中心腱相衔接。

浆膜性心包薄而光滑，分为脏、壁两层。紧贴在心和大血管根部表面的浆膜为脏层，心表面的浆膜又称心外膜。脏层在大血管根部移行为壁层，贴于纤维心包的内表面。脏、壁两层之间的潜在腔隙称心包腔，内含少量浆液，起润滑作用。

心包的主要功能一是可减少心脏跳动时的摩擦；二是防止心过度扩张，以保持血容量的相对恒定。同时作为一种屏障，可有效地防止邻近部位的感染波及心。

九、心的体表投影

心在胸前壁的体表投影可用下列四点的连线来表示（3–16）：①左上点，在左侧第2肋软骨下缘，距胸骨侧缘约1.2cm；②右上点，在右侧第3肋软骨上缘，距胸骨右缘约1cm；③左下点，在左侧第5肋间，距正中线7~9cm（或左锁骨中线内侧1~2 cm处），此点相当于心尖；④右下点，在右侧第6胸肋关节处。左右上点相连为心上界。左、右下点相连为心下界。右上、下点间微凸向右的连线为心右界。左上、下点间微凸向左的连线为心左界。了解心界的正常位置，对临床诊断有实用意义。

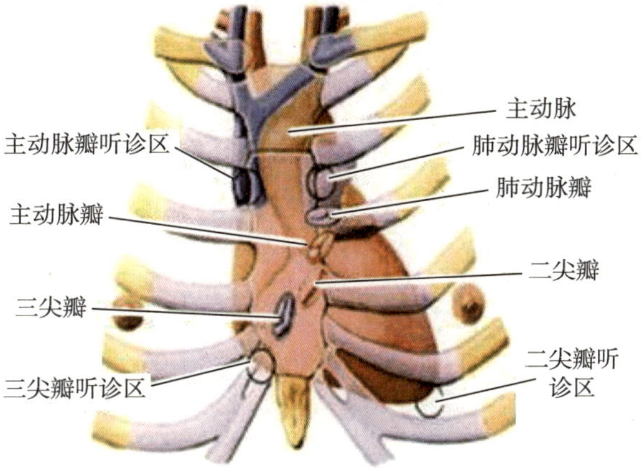

图 3–16 心的体表投影

【临床常见疾病】

疾病	特点	临床表现及处理	健康指导
心绞痛	是由于心肌缺氧和供氧之间暂时失去平衡而发生心肌缺血的临床症候群。心肌缺血可由于心肌氧的需求增加超过病变冠状动脉供血能力引起，或由于冠状动脉供血减少造成，或两者同时存在	心绞痛以发作性胸痛为主要临床表现，疼痛的特点为：①部位：胸骨体之后，可波及心前区，有手掌大小范围，界限不是很清楚。常放射至左肩、左臂内侧达环指和小指，或至颈、咽或下颌部。②性质：胸痛常为压迫、发闷或紧缩性，也可有烧灼感，但不像针刺或刀扎样锐性痛，偶伴濒死的恐惧感。③诱因：发作常由体力劳动或情绪激动（如愤怒、焦急、过度兴奋等）所诱发，饱食、寒冷、吸烟、心动过速、休克等亦可诱发。④持续时间：疼痛出现后常逐步加重，达到一定程度后持续一段时间，然后逐渐消失，心绞痛一般持续数分钟至十余分钟，多为3~5分钟，很少超过半小时。⑤缓解方式：一般在停止原来诱发症状的活动后即可缓解；舌下含用硝酸甘油等硝酸酯类药物也能在几分钟内使之缓解	①控制体重，摄入低热量、低脂、低胆固醇、低盐饮食，多食蔬菜、水果和粗纤维食物。②适当运动，运动方式应以有氧运动为主。③逐渐改变急躁易怒的性格，保持平和的心态。④告知患者及家属过劳、情绪激动、饱餐、寒冷刺激等都是心绞痛发作的诱因，应注意尽量避免。⑤教会患者及家属心绞痛发作时的缓解方法。⑥指导患者出院后遵医嘱服药，不要擅自增减药量，自我监测药物的不良反应。外出时随身携带硝酸甘油以备急需。⑦告知复查患者应定期复查心电图、血糖、血脂等

续表

疾病	特点	临床表现及处理	健康指导
心肌梗死	又叫心肌梗塞，是冠状动脉闭塞，血流中断，使部分心肌因严重的持久性缺血而发生局部坏死。临床上有剧烈而较持久的胸骨后疼痛，发热、白细胞增多、红细胞沉降率加快，血清心肌酶活力增高及进行性心电图变化，可发生心律失常、休克或心力衰竭	患者多发生在冠状动脉粥样硬化狭窄基础上，由于某些诱因致使冠状动脉粥样斑块破裂，血中的血小板在破裂的斑块表面聚集，形成血块（血栓），突然阻塞冠状动脉管腔，导致心肌缺血坏死。另外，心肌耗氧量剧烈增加或冠状动脉痉挛也可诱发急性心肌梗死。常见的诱因如下。过劳（30%）：过重的体力劳动，尤其是负重登楼，过度体育活动，连续紧张劳累等，都可使心脏负担加重。暴饮暴食（15%）：不少心肌梗死病例发生于暴饮暴食之后。进食大量含高脂肪高热量的食物后，血脂浓度突然升高，导致血黏稠度增加，血小板聚集性增高。便秘（13%）：便秘在老年人当中十分常见。临床上，因便秘时用力屏气而导致心肌梗死的老年人并不少见。吸烟、大量饮酒（10%）：吸烟和大量饮酒可通过诱发冠状动脉痉挛及心肌耗氧量增加而诱发急性心肌梗死。激动（6%）：由于激动、紧张、愤怒等激烈的情绪变化诱发。寒冷刺激（5%）：突然的寒冷刺激可能诱发急性心肌梗死	急性期绝对卧床1～3天；吸氧；持续心电监护，观察心率、心律变化及血压和呼吸，低血压、休克患者必要时监测肺毛楔入压和静脉压；低盐、低脂、少量多餐、保持大便通畅

【知识运用】

患者，男，66岁。因活动后心前区疼痛2年，加重2个月入院。患者2年前开始上4层楼时出现心前区疼痛，呈闷痛，伴左上肢酸痛，持续几十秒至1分钟。休息约1分钟可缓解。2个月前开始在用力、情绪激动时出现心前区闷痛，持续达10分钟，经休息或含服硝酸甘油可缓解，每个月发作5～6次。有原发性高血压病史10年，血压控制不详。嗜烟，少量饮酒。

问题1 ______________________________

解决方案 ______________________________

____

____

问题2 ______________________________

解决方案 ______________________________

____

____

问题3 ______________________________

解决方案 ______________________________

患者，男，60岁。5小时前无明显诱因出现胸痛且剧烈，休息后不能缓解，伴大汗淋漓、乏力，来院急诊。查体：神志清，T 36.8℃，P 74次/分，R 45次/分，BP 90/60mmHg，心界不大，未见抬举样搏动，心率74次/分，律齐，各瓣膜区未及明显杂音。有吸烟史数十年，否认饮酒史。心电图示Ⅱ、Ⅲ、avF导联ST段弓背向上抬高，$V_{2\sim6}$胸前导联ST段压低。

问题1

解决方案

问题2

解决方案

问题3

解决方案

【课后任务】

思政元素：关注老年人，防止脑中风

思政元素

【目标检测】

1.心源性呼吸困难最先出现的是

A.端坐呼吸　B.心源性哮喘　C.劳力性呼吸困难
D.夜间阵发性呼吸困难　E.急性肺水肿

2.风湿性心脏病主动脉瓣关闭不全的患者出现头晕、眩晕等症状是由于

A.冠状动脉供血不足　B.心排血量增加　C.合并贫血
D.主动脉舒张压过高　E.主动脉舒张压过低

3.风湿性心脏病患者并发哪种心律失常时，易引起栓塞

A.窦性心动过缓　B.窦性心动过速　C.心房颤动
D.过早搏动　E.三度房室传导阻滞

4.风湿性心瓣膜病最常受累的瓣膜为

A.主动脉瓣　　B.肺动脉瓣　　C.二尖瓣

D.三尖瓣　　E.主动脉瓣及肺动脉瓣

5.目前引起心房颤动最常见的病因是

A.风湿性心脏病二尖瓣狭窄　　B.情绪激动

C.急性酒精中毒　　D.剧烈运动后

E.缩窄性心包炎

6.风心病长期卧床的心力衰竭患者当下肢静脉血栓形成时，如血栓脱落可导致栓塞的部位是

A.肾栓塞　　B.脑栓塞

C.肺栓塞　　D.脾动脉栓塞

参考答案

（徐益荣）

第三节　PBL 实训案例

学习目标

知识目标

1.掌握冠状动脉的分支、走行及供血。

2.熟悉胸部的大体解剖结构和心脏的解剖位置。

技能目标

1.能够分析动脉粥样硬化的病因及病理改变。

2.能够分析冠心病的病理生理基础。

素质目标

能够针对冠心病预防开展健康宣教。

【知识运用】

第一部分

患者，男，43岁。反复胸痛半年，近两周发作频率明显增多且发作时间延长。起初并不在意，因为发作间期他自我感觉一切正常。但最近电视中多次报道名人猝死家中，因此他的家人很担心。因此他趁公休来到医院内科门诊就诊。其单独驾车来到门诊，体形较胖、面色红润。交谈时语速很快，在候诊期间与其他患者因就诊先后次序发生争执。

1.主要讨论要点　引起胸痛的可能原因有哪些？

2.发现问题

（1）从上述情况中能找到哪些关键信息？

（2）你认为王先生目前的身体状况正常吗？如果是异常的，你认为主要是什么问题？出现这种情况可能原因有哪些？

（3）从医学社会学角度讨论患者为什么没有及时就诊？

第二部分

该患者为公司的销售经理。每周外出用餐5~6次。几乎从不体育锻炼。既往体健。吸烟史20余年，每天一包左右。其兄弟姐妹均有高脂血症。1个月前驾驶员常规体检发现血脂升高。胆固醇10.4mmol/L，其他检查均正常。他初次胸痛出现在半年前一次饱餐后。当时室外较为寒冷，他刚走出饭店突然感到胸痛。疼痛位于胸骨柄中左下段。范围巴掌大小。当时感觉像胸部被大石头压住了，无法继续行走，原地站立休息3~5分钟后疼痛才逐步消失。由于之后数月未再有类似情况，故没有进一步诊治。两周前再次出现胸痛，较之半年前程度加剧，微微出汗稍感气促。疼痛持续十余分钟仍不见好转。含服麝香保心丸后约2分钟，打嗝后胸痛才逐步缓解。最近一周在工作期间也有两次类似发作但程度较轻。未用药休息十分钟左右好转。查体：身高170cm，体重85kg，腹围98cm，血压135/85mmHg，体温正常。心前区无异常隆起凹陷。心率82次/分，律齐，未闻及心脏杂音。

1.主要讨论要点　从患者胸痛的性质、持续时间、部位和伴随症状再结合体格检查结果，对该患者的胸痛做出可能的最初诊断。

2.发现问题

（1）说明内脏痛的特点及常见引起疼痛的原因。

（2）简述中下纵隔的解剖结构特点。

第三部分

该患者带着所有检查结果再次来的内科门诊，医生建议其转至专科门诊就诊和随访。具体检查结果如下：常规心电图，心率70次/分，正常范围。胸片、两肺纹理增多。余未见异常。心影大小正常，两肺未见有渗出及异常密度影。肌钙蛋白测定、阴性。血脂测定示甘油三酯1.9mmol/L（0.56~1.7mmol/L）。总胆固醇11.4mmol/L（3.1~5.7mmol/L），高密度脂蛋白0.8mmol/L（0.9~2mmol/L），低密度脂蛋白9.8mmol/L（0~3.4mmol/L）。空腹血糖5.9mmol/L（3.6~6.1mmol/L）。全血分析示WBC 4.5×10^9/L［（4.0~10.0）$\times10^9$/L］，RBC 131g/L（110~170g/L），PLT 237×10^9/L。该患者来到心内科门诊，专科医师给予其肠溶阿司匹林、美托洛尔、消心痛、硝酸甘油和阿托伐他汀，并嘱咐其戒烟，低脂饮食，两周后复诊。用药2~3个月后复查血脂。如用药后胸痛仍有发作应提前复诊，以便调整治疗方案和进行必要的进一步检查。胸痛时可立即含服一到两片硝酸甘油。如果胸痛在含药后持续十分钟以上仍不能完全缓解应立即急诊救治。

1.主要讨论要点

（1）冠心病的治疗原则是什么？

（2）冠心病的药物治疗和机制是什么？

2.发现问题

（1）什么是高脂血症？该患者属于哪一种高脂血症？

（2）阐述以上治疗的理论依据、生化和药理学机制。

反思日记

（徐益荣　徐　莉）

第四章　呼吸系统解剖与疾病

第一节　呼吸系统解剖结构与常见疾病

PPT　　微课

学习目标

知识目标

1.掌握肺的位置与形态，肺的结构，胸膜腔的概念，壁胸膜的分部。

2.了解左、右主支气管的形态特点。

技能目标

1.能够分析呼吸系统常见疾病的发病基础。

2.能够熟练地辨认呼吸系统的器官及其主要结构，在后续课程的学习和临床工作中能够主动利用本章的内容促进理解和记忆。

素质目标

成长为有道德、有文化、有社会责任感的新时代医务工作者。

【任务导入】

患者，男，28岁。施工时不慎从4米高处跌下，半小时后被送入急诊室。查体：血压80/50mmHg，气促，面色苍白，四肢发凉，脉搏细速，左侧胸压痛明显，胸廓塌陷，有骨擦感及反常呼吸征，左胸有一2cm×2.5cm创口，可听到气体出入响声，左侧呼吸音消失，右侧呼吸音减低。

讨论

（1）胸膜腔的解剖特点有哪些？

（2）气胸的发病机制是什么？

【理论知识】

呼吸系统（respiratory system）由呼吸道、肺组成（图4-1）。呼吸道是传送气体的管道，肺是气体交换的器官。呼吸道是输送气体的管道，吸入O_2，排出CO_2；肺是进行气体交换的场所，维持机体内环境中O_2和CO_2含量的相对稳定，确保新陈代谢正常进行。

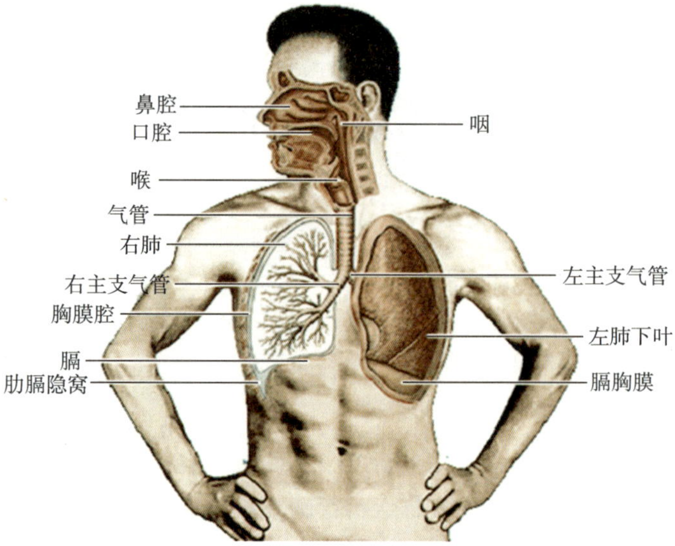

图 4-1 呼吸系统概况

一、鼻

鼻是呼吸道的起始部分，也是嗅觉器官，并辅助发音。它分为外鼻、鼻腔和鼻旁窦三部分。

（一）外鼻

外鼻位于面部中央，呈三棱锥体形，上部位于两眼之间的部分称鼻根，向下延成隆起的鼻背，末端突出的部分称鼻尖，鼻尖两侧呈弧形隆突的部分称鼻翼，在呼吸困难时，可出现鼻翼扇动。从鼻翼外侧到口角的浅沟称鼻唇沟，面神经损伤面肌瘫痪时，此沟变浅或消失。左、右鼻翼的下方各围成一个鼻孔，是气体进出的门户。

外鼻以鼻骨和软骨作支架，外覆皮肤。鼻根和鼻背处皮肤薄而松弛；鼻翼和鼻尖处皮肤较厚，富含皮脂腺和汗腺，痤疮和鼻疖易发生于此处。

（二）鼻腔

鼻腔位于颅前窝下方、腭的上方，被鼻中隔分为左、右二腔，前以鼻孔与外界相通，后经鼻后孔通鼻咽。鼻中隔多不居中，常偏向一侧。以筛骨垂直板、犁骨和鼻中隔软骨为支架，外覆黏膜，鼻中隔前下部血管丰富、位置表浅，血管易破裂出血，称为易出血区。每侧鼻腔可分为鼻前庭和固有鼻腔两部分。

1.鼻前庭由鼻翼围成，内衬皮肤，生有鼻毛，能过滤、净化吸入空气。该处缺少皮下组织，患疖肿时疼痛较剧烈。

2.固有鼻腔 是鼻腔的主要部分，常简称鼻腔。每侧鼻腔有顶、底和内、外侧壁。

（1）鼻腔顶部　由鼻骨、额骨、筛骨筛板和蝶骨体下面构成，与颅前窝相邻，外伤造成筛板骨折时，脑脊液和血液可由鼻腔流出。

（2）鼻腔底部　即口腔顶，由硬腭及软腭构成。

（3）鼻腔内侧壁　为鼻中隔，由筛骨垂直板、犁骨及鼻中隔软骨覆以黏膜而成。鼻中隔多不居正中，常偏向一侧，其前下部有一丰富的血管丛，约90%的鼻出血发生于此，故称为易出血区（little区）。

（4）鼻腔外侧壁　形态结构最为复杂，自上而下有向内下卷曲的上鼻甲、中鼻甲和下鼻甲，各鼻甲的下方有一裂隙，分别称上鼻道、中鼻道和下鼻道。有时上鼻甲的后上方可有最上鼻甲和相应的最上鼻道。各鼻甲与鼻中隔之间的空隙称总鼻道。上鼻甲或最上鼻甲后上方的凹陷称蝶筛隐窝。若将中鼻甲切除，在中鼻道外侧壁上可看到凹向上的弧形裂隙，称半月裂孔。裂孔的前上部有一漏斗形的管道，称筛漏斗，半月裂孔上方的圆形隆起即筛泡。在下鼻道的前部有鼻泪管的开口（图4-2）。

根据形态和功能的不同，覆盖固有鼻腔的黏膜可分为两部分：嗅区位于上鼻甲内侧面及其相对的鼻中隔部分，黏膜较薄，活体呈苍白或淡黄色，内含嗅细胞，具有嗅觉功能；呼吸区范围较大，是除嗅区以外鼻腔黏膜的其余部分，它与各鼻旁窦的黏膜相延续，黏膜较厚，活体呈粉红色，富含血管、黏液腺和纤毛，对吸入的空气有加温、湿润和净化作用。黏膜内有丰富的静脉海绵丛，易受物理、化学和炎症刺激而充血导致鼻塞。

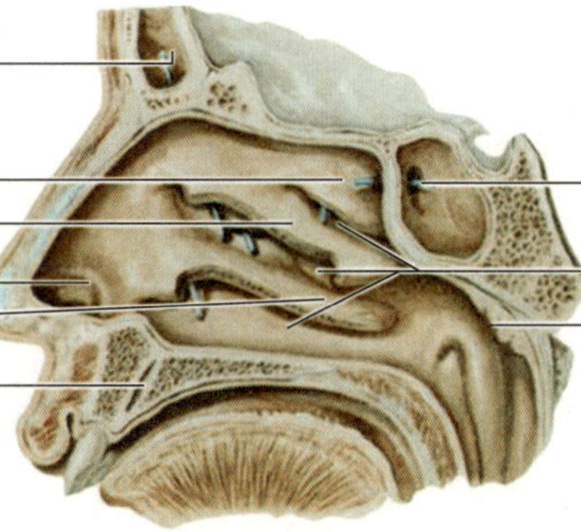

图4-2　鼻腔外侧壁

（三）鼻旁窦

鼻旁窦又称副鼻窦，是鼻腔周围的颅骨内一些与鼻腔相通的含气空腔，内衬黏膜。鼻旁窦黏膜与鼻黏膜相延续，故鼻腔的炎症可蔓延至鼻旁窦，引起鼻窦炎。鼻旁窦共有四对（图4-3），开口于鼻腔，依其所在骨的位置分别称上颌窦、额窦、蝶窦和筛窦。各窦壁内衬以黏膜，均以窦口开口于鼻腔的外侧壁，协助调节吸入空气的温度、湿度，并对发音起共鸣作用。

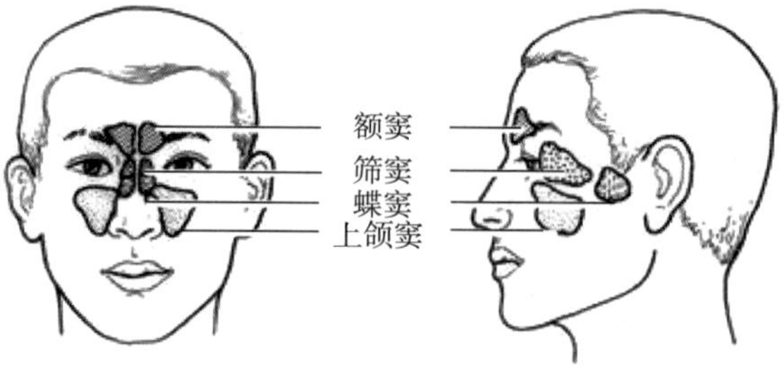

图 4-3 鼻旁窦的体表投影

1.额窦 额窦位于眉弓的深面，额骨内外板之间，左右各一，多不对称，窦的大小和形状也极不一致，但一般为三角锥体形。窦口向后下开口于中鼻道的筛漏斗。额窦底部是眶的内上角，急性额窦炎时，此处有明显压痛。

2.上颌窦 上颌窦位于上颌骨体内，是鼻旁窦中最大的一对，容积12～15ml。该窦呈锥体形，基底由鼻腔外侧壁构成，尖延伸至上颌骨的颧突，一般可分为前、后、内侧、上、下五个壁。上颌窦窦腔最大，窦口位置高于窦底，分泌物不易排出，发生炎症后易转为慢性。

3.筛窦 筛窦是位于筛骨迷路内的许多含气的小房，每侧可分为前、中、后三组。前、中筛窦开口于中鼻道的筛漏斗和筛泡，后筛窦开口于上鼻道。

4.蝶窦 蝶窦位于蝶骨体内，左右各一，其前壁上部有蝶窦口，开口于鼻腔的蝶筛隐窝。

二、喉

喉不仅是空气出入的管道，也是发音器官，由软骨、软骨间连结、喉肌和黏膜构成。喉位于颈前部中份，上通咽腔，下续于气管。前方有舌骨下肌群遮盖，后方为咽，两侧为甲状腺侧叶及颈部的大血管、神经。

（一）喉的软骨

喉软骨构成喉的支架，主要有不成对的甲状软骨、会厌软骨、环状软骨和成对的杓状软骨。

1.甲状软骨 甲状软骨是喉软骨中最大的一块，位于舌骨下方，由左、右两块方形的软骨板以直角（男性）或约120°角（女性）在前方融合而成。融合处称甲状软骨前角，其上端向前突出，在成年男性特别明显，称喉结。喉结上方呈“V”形的凹陷，称甲状软骨上切迹。左、右板后缘游离，向上、下各伸出一突起，分别称上角和下角（图4-4）。上角细长，借韧带连于舌骨大角，下角粗短，借关节面与环状软骨形成环甲关节。

2.环状软骨 环状软骨位于甲状软骨的下方，形似戒指，前部低窄称环状软骨弓，后部高而阔称环状软骨板（图4-5）。环状软骨弓平对第6颈椎，是颈部重要的体表标志之一。环状软骨板上缘有一对小关节面与杓状软骨相连，构成环杓关节。两侧弓板交界处各有一关节面与甲状软骨相连，构成环甲关节。环状软骨是呼吸道软骨支架中唯一完整的软骨环，对保持呼吸道的通畅起重要作用，若损伤，易造成喉腔狭窄。

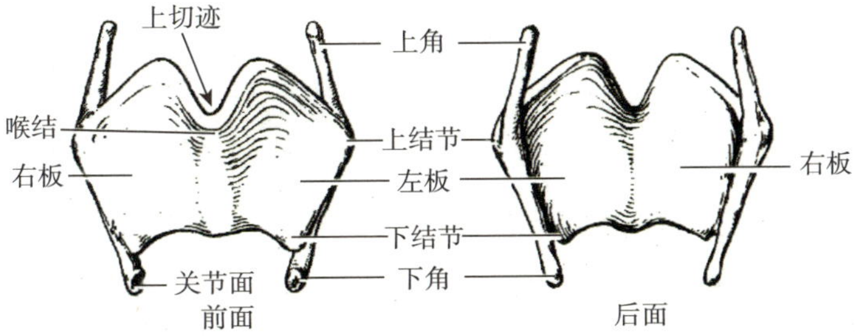

图 4-4　甲状软骨

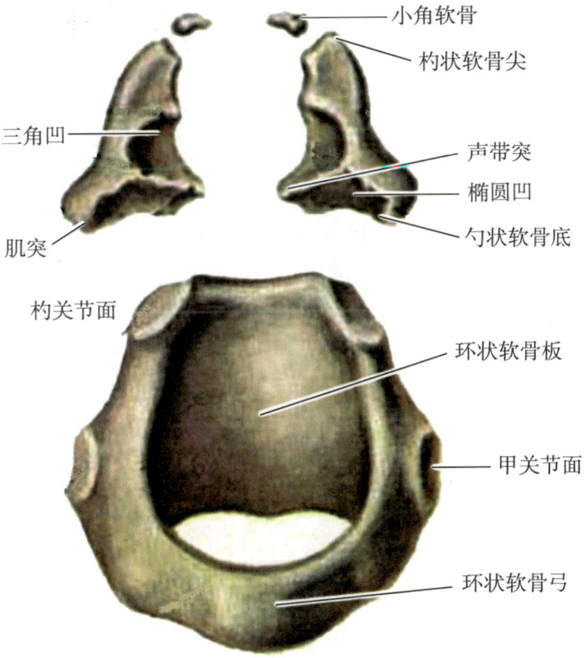

图 4-5　环状软骨

3.会厌软骨　会厌软骨位于舌根的后方，上宽下窄，呈树叶状。下端借韧带连于甲状软骨前角的内面，上端游离（图4-6）。会厌软骨前面稍突，后面略凹，表面覆以黏膜，构成会厌。当吞咽时，喉升高，会厌关闭喉口，可防止食物进入喉腔。

4.杓状软骨　杓状软骨位于环状软骨板的上方，近似三面锥体形，尖朝上，底朝下，与环状软骨板上缘形成环杓关节。杓状软骨基底部有两个突起，伸向前方，有声韧带附着的称声带突；伸向外侧，有喉肌附着的称肌突。

（二）喉的连结

喉的连结包括喉软骨间关节、膜和韧带以及喉软骨与舌骨、气管之间的膜和韧带（图4-6）。

1.环甲关节 环甲关节由甲状软骨下角与环状软骨侧面的关节面构成，左、右两侧的关节构成一联合关节，甲状软骨可在通过两侧环甲关节的冠状轴上作前倾和复位运动。前倾时，拉大甲状软骨前角和杓状软骨之间的距离，使声带紧张；复位时，缩小两者之间的距离，使声带松弛。

2.环杓关节 环杓关节由杓状软骨底与环状软骨板上缘的关节面构成。杓状软骨在此关节上可沿近似垂直的斜轴作旋转运动，使声带突向内、外侧旋转，因而缩小或开大声门裂。另外，杓状软骨也可作侧方滑动。

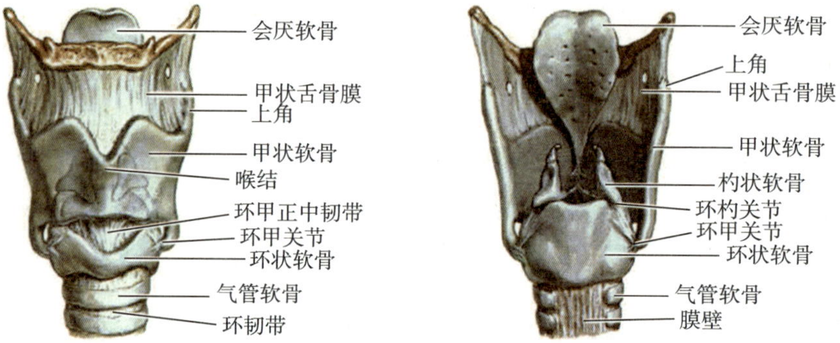

图 4-6 喉软骨连接

3.弹性圆锥 弹性圆锥为圆锥形的弹性纤维膜，上窄下宽，紧张于甲状软骨前角的后面与环状软骨的上缘和杓状软骨声带突之间。此膜上缘游离增厚，附于甲状软骨前角后面与杓状软骨声带突之间，称声韧带，是声带的基础。弹性圆锥前部张于甲状软骨下缘和环状软骨弓上缘之间的部分较厚，称环甲正中韧带。急性喉阻塞时，可在此切开或穿刺（图4-7）。

4.方形膜 方形膜为斜方形的弹性纤维膜，连于甲状软骨前角后面、会厌软骨侧缘与杓状软骨前缘之间，其下缘游离增厚，称前庭韧带。

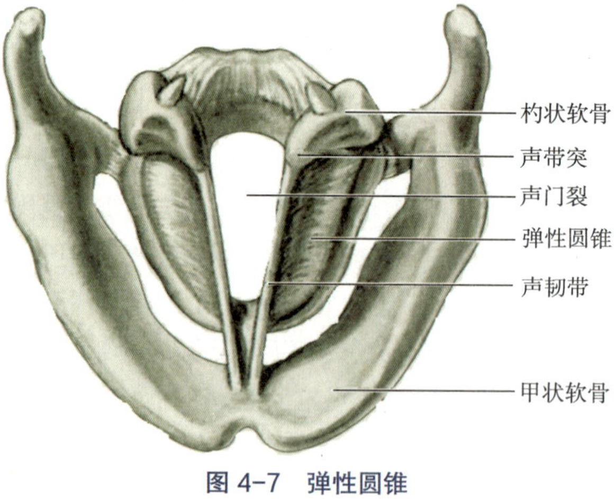

图 4-7 弹性圆锥

5.甲状舌骨膜 甲状舌骨膜是连于甲状软骨上缘与舌骨之间的宽阔薄膜（图4-6）。

6.环状软骨气管韧带　环状软骨气管韧带连于环状软骨下缘与第一气管软骨环之间（图4-6）。

（三）喉肌

喉肌为附着于喉软骨的细小骨骼肌。除杓横肌外，均为成对的肌肉，主要作用是开大或缩小声门裂，紧张或松弛声带，并可缩小喉口（图4-8）。

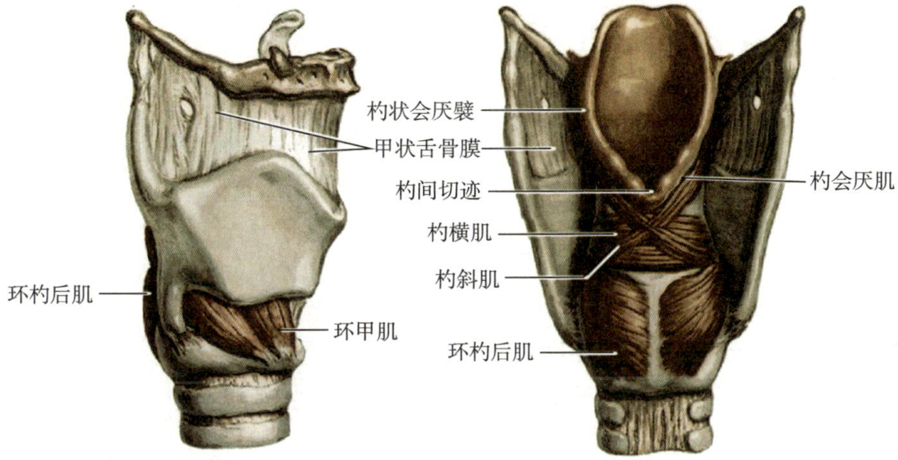

图4-8　喉肌

1.环甲肌　环甲肌起自环状软骨弓的前外侧面，肌束呈扇形斜向后上方，止于甲状软骨下缘和下角。此肌收缩可使甲状软骨前倾，紧张声带。

2.环杓后肌　环杓后肌起自环状软骨板后面，纤维斜向外上方，止于同侧杓状软骨肌突。此肌收缩时，可牵拉杓状软骨向后，使声带突外转，开大声门裂，紧张声带。

3.环杓侧肌　环杓侧肌起自环状软骨弓上缘和外面，纤维行向后上方，止于杓状软骨肌突。此肌收缩，可牵拉杓状软骨肌突向前，使声带突内转，缩小声门裂。

4.甲杓肌　甲杓肌起自甲状软骨前角的内面，止于杓状软骨外侧面和声带突。其中止于声带突的肌肉紧贴声韧带，称声带肌，收缩时可使声带松弛；止于杓状软骨外侧面的肌肉收缩时可使杓状软骨向内侧旋转，缩小声门裂。

5.杓横肌　杓横肌只有一块，位于喉的后方，肌束横行附着于两侧杓状软骨后面。此肌收缩可使两侧杓状软骨互相接近，缩小声门裂。

6.杓斜肌　杓斜肌位于杓横肌浅面，起自一侧杓状软骨肌突，纤维斜行向上止于对侧杓状软骨尖。两侧杓斜肌收缩，可缩小喉口。此外，还有杓会厌肌和甲状会厌肌，收缩时，分别使喉口缩小和扩大。

（四）喉腔

喉腔是由喉软骨为支架围成的腔隙，腔壁覆以黏膜。喉腔两侧壁的中部有上、下两对呈矢状位的黏膜皱襞（图4-9）。上方的一对称前庭襞，其间裂隙称前庭裂；

下方的一对称声襞，与深部的声韧带共同构成发音的重要结构，即声带。两侧声襞间的裂隙称声门裂。声门裂是喉腔最狭窄的部位，当气流通过时，振动声带而发出声音。喉腔借前庭裂和声门裂分为上、中、下三部分。前庭裂平面以上的部分称喉前庭；前庭裂和声门裂之间的部分称喉中间腔，其向两侧突出的隐窝称喉室；声门裂平面以下的部分称声门下腔。声门下腔的黏膜下组织较疏松，炎症时容易发生水肿，影响发音。婴幼儿的喉腔狭小，喉水肿时容易引起喉阻塞，导致呼吸困难。

三、气管与主支气管

气管和主支气管是连结喉和肺的管道（图4-10）。

（一）气管

气管位于食管前方，由14～16个“C”形的软骨环以及连结于各环之间的结缔组织、平滑肌构成；上端于第6颈椎下缘处接环状软骨，经颈部正中下行，至胸骨角平面分为左、右主支气管，其分叉处称气管杈。在气管杈内面有一向上凸的半月状嵴，称气管隆嵴，是支气管镜检查的定位标志。

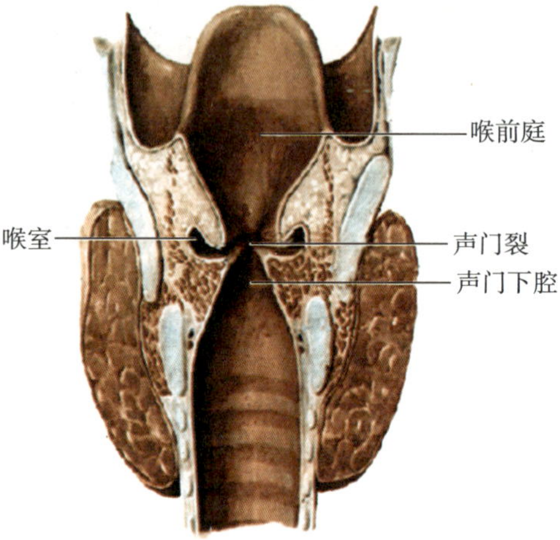

图 4-9　喉腔

根据行程和位置，气管可分为颈、胸两段。气管颈部位置较表浅，在颈静脉切迹上方可摸到。前面除舌骨下肌群外，在第2～4气管软骨环的前方有甲状腺峡部，两侧有颈部大血管和甲状腺侧叶，后方是食管。临床上常在第3～5气管软骨环处行气管切开术，急救喉阻塞而致呼吸困难的患者。

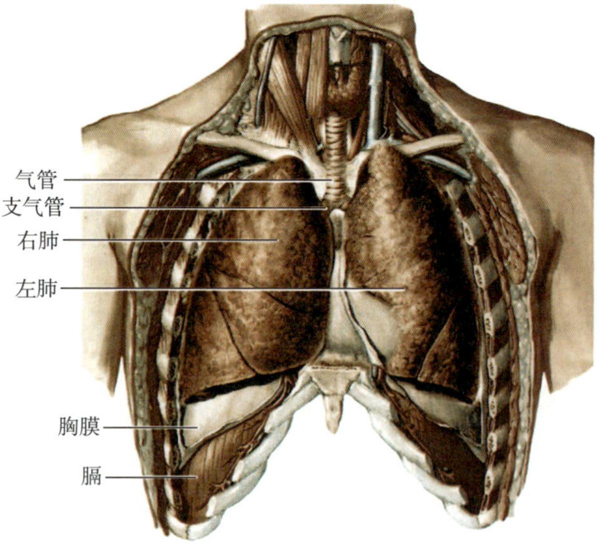

图 4-10　气管及主支气管

（二）主支气管

主支气管由气管在胸骨角平面分出后，行向下外，左、右各一，经肺门入肺。左主支气管细长，走行较倾斜；右主支气管粗短，走行较陡直。气管的异物易坠入右主支气管。

四、肺

（一）肺的位置与形态

肺位于胸腔内，纵隔的两侧，膈的上方，左、右各一，由于膈的右部下方有肝向上隆起以及心脏位置偏左，故右肺短而宽，左肺窄而长（图4–11）。

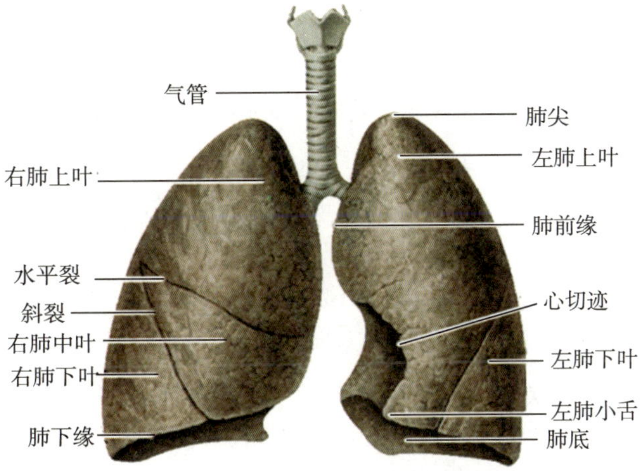

图 4–11　气管、支气管和肺

肺形似半圆锥，有1尖、1底、2面和3缘。上端为肺尖，较圆钝，经胸廓上口突入颈根部，高出锁骨内侧1/3上方2～3cm；下端为肺底，位于膈上面，又称膈面。肺外侧面邻肋和肋间隙称肋面；内侧面朝向纵隔，称纵隔面。纵隔面的中部凹陷称肺门，是主支气管、肺血管、淋巴管和神经出入肺的部位（图4–12）。出入肺门的诸结构被结缔组织包绕，称肺根。肺的前缘和下缘锐薄；后缘钝圆，位于脊柱两侧。左肺前缘下部有心切迹，切迹下方向内下的突出部分称左肺小舌。

左肺狭长，被由后上方斜向前下方的斜裂分为上、下2叶。右肺宽短，除有斜裂外，还有一近水平位的水平裂，将右肺分为上、中、下3叶。

肺表面覆有脏胸膜，光滑润泽，被一些黑色细线分隔成许多多角形的小区，这些小区称肺小叶。出生时肺呈淡红色，随着年龄的增长，吸入的尘埃、炭末等颗粒不断沉积于肺的疏松结缔组织内，肺的颜色逐渐变为暗红色或深灰色。肺组织柔软，富有弹性。由于肺泡内充满气体，故可漂浮于水中，而未经呼吸的肺，质地硬实，入水则下沉，法医借此鉴别新生儿的死亡时间。

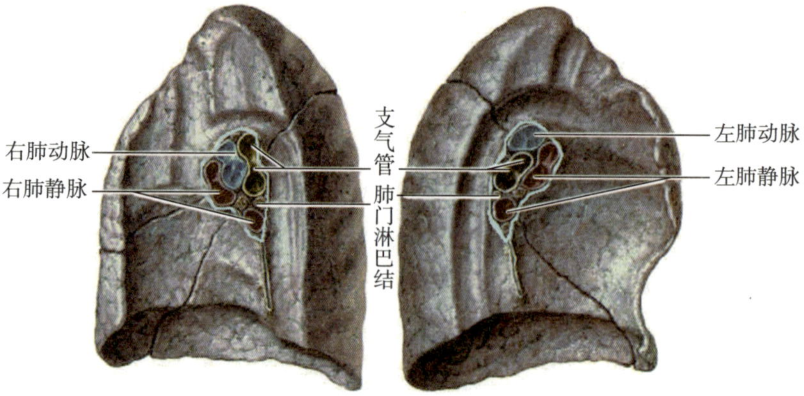

图 4-12　肺的形态

（二）肺的结构

肺组织分为实质和间质两部分。实质即肺内各级支气管和肺泡，分为导气部和呼吸部；间质为结缔组织及血管、淋巴管和神经等。

1. 导气部　导气部是主支气管经肺门入肺后反复分支所形成的各级支气管，依次为肺叶支气管、肺段支气管、小支气管、细支气管和终末细支气管，宛如树冠，称支气管树（图4-13）。肺叶支气管分出数个肺段支气管，每一个肺段支气管及其分支和它所属的肺组织共同构成一个支气管肺段，简称肺段（图4-14）。肺段支气管反复分支为小支气管，有若干，最后一级小支气管的分支为细支气管。细支气管再分支为终末细支气管，终末细支气管以下的分支为肺的呼吸部。

直径小于1mm的细支气管及其各级分支和所属的肺组织，称肺小叶。肺小叶的炎症称小叶性肺炎。

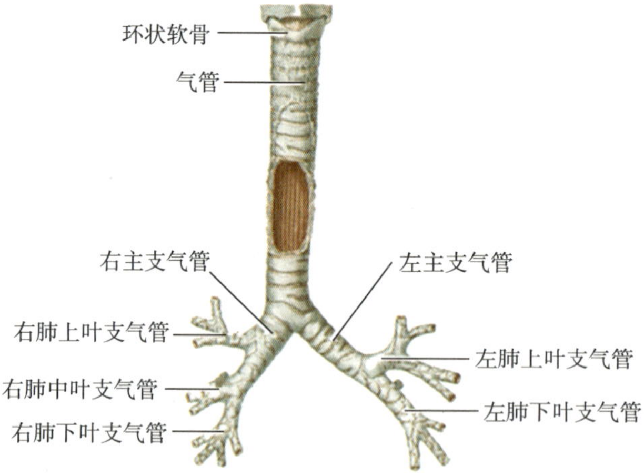

图 4-13　支气管树

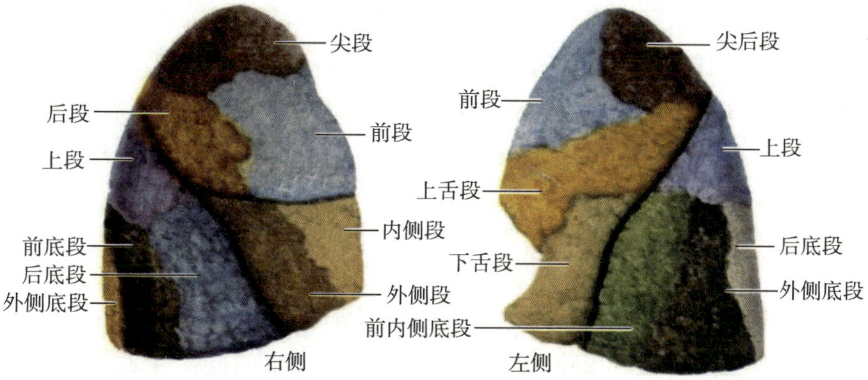

图 4-14　肺段

2.呼吸部　呼吸部是终末细支气管以下的各级分支直至肺泡，包括呼吸性细支气管、肺泡管、肺泡囊和肺泡。该部是气体交换的部位。

（1）呼吸性细支气管　是终末细支气管的分支，管壁上有少量的肺泡。管壁上皮为单层立方上皮，固有层为结缔组织，含少量平滑肌。

（2）肺泡管　是呼吸性细支气管的分支，管壁上有许多肺泡，相邻的肺泡开口之间有结节状膨大，膨大的表面为单层立方上皮或扁平上皮，内含结缔组织和少量平滑肌。

（3）肺泡囊　是肺泡管的延续，为很多肺泡的共同开口。囊壁由肺泡围绕构成，相邻肺泡开口处无结节状膨大。

（4）肺泡　为多面形薄壁囊泡，大小不等。成人每个肺有3亿~4亿个肺泡，总面积达70~80m^2。肺泡具有气体交换功能。

（三）肺的血管

肺有两套血管：①功能性血管，即肺循环血管，与气体交换有关。肺动脉入肺后不断分支，在肺泡隔内形成毛细血管，毛细血管内的血液与肺泡进行气体交换后，逐渐汇合，最终形成肺静脉出肺。②营养性血管，即支气管血管，营养肺组织。

1.肺动脉　起自右心室的肺动脉干至主动脉弓下方分出左肺动脉和右肺动脉，左肺动脉分2支进入左肺上、下叶，右肺动脉分3支进入右肺上、中、下叶。肺动脉在肺内的分支多与支气管的分支相伴行，一般位于相应支气管的背外侧，最后形成毛细血管网分布于肺泡壁，在此处进行气体交换，使静脉血转变成动脉血。

2.肺静脉　肺泡周围毛细血管网引出的小静脉，逐级合并成较大的静脉，最后左、右肺各汇合成两条静脉干，分别称左上、左下肺静脉和右上、右下肺静脉，这些静脉出肺门，经肺根注入左心房。

3.支气管动脉和支气管静脉　支气管动脉细小，左支气管动脉一般有1条，为第3肋间后动脉的分支，右支气管动脉一般有2条，起自胸主动脉。支气管动脉多攀附于支气管后壁入肺，随支气管分支而分支，供应各级支气管、血管壁、肺实质、脏胸膜和淋巴结等。其静脉血一部分汇集成支气管静脉，出肺门，右侧注入奇静脉，左侧注入副半奇静脉或左肋间后静脉，最后经体循环静脉血回流入右心房；另一部分则经肺静脉回流入左心房。

（四）肺的神经

肺的神经来自位于肺根前方的肺前丛和位于肺根后方的肺后丛，此两丛由交感神经的分支和迷走神经的分支组成。由肺前、后丛发出的分支伴随支气管的分支进入肺组织内，其中内脏传出纤维（内脏运动纤维）分布于支气管平滑肌和腺体，传入纤维（内脏感觉纤维）分布于支气管黏膜、肺泡。迷走神经兴奋时，可使支气管平滑肌收缩，血管舒张，腺体分泌。交感神经兴奋时，可使支气管舒张，故当支气管痉挛（哮喘患者）时，可用拟交感神经药物（如肾上腺素类药物）解除痉挛。

【临床常见疾病】

疾病	定义	临床表现	其他
慢性支气管炎	是指气管、支气管黏膜及其周围组织的慢性非特异性炎症	急性发作期：指1周内出现脓痰或黏液脓性痰，痰量明显增多或伴有发热等表现；或者指1周内咳、痰、喘症状中任何一项明显加重者 慢性迁延期：不同程度的咳、痰、喘症状，迁延达1个月以上者 临床缓解期：症状基本消失或偶有轻咳，少痰，维持2个月以上者	诊断：咳、痰、喘每年发病持续3个月，连续2年或以上排除其他心肺疾患 处理原则： ①控制感染 ②祛痰止咳 ③解痉平喘
肺气肿	是由于各种有害因素刺激，引起呼吸性细支气管、肺泡管、肺泡囊和肺泡的气道（终末细支气管远端）弹性减退，过度膨胀、充气，肺容量增大，并伴有气道壁的破坏	症状：在慢支的基础上有逐渐加重的呼吸困难 体征： 视诊：桶状胸、呼吸运动减弱 触诊：语颤减弱或消失 叩诊：过清音 听诊：呼吸音减弱、呼气延长、心音遥远	①去除病因/诱因：停止吸烟，避免粉尘及有害气体吸入 ②控制感染：祛痰、止咳、平喘 ③呼吸肌功能锻炼：腹式呼吸，缩唇呼吸 ④氧疗：低流量、低浓度持续吸氧

（徐益荣）

第二节　胸膜与胸部损伤

PPT　微课（1）　微课（2）

学习目标

知识目标

掌握胸膜腔的概念，壁胸膜的分部。

技能目标

能够熟练地运用所学知识。

素质目标

成长为有道德、有文化、有社会责任感的新时代医务工作者。

【任务导入】

患者，男，28岁。施工时不慎从4m高处跌下，半小时后被送入急诊室。查体：血压80/50mmHg，气促，面色苍白，四肢发凉，脉搏细速，左侧胸压痛明显，胸廓塌陷，有骨擦感及反常呼吸征。左胸有一2cm×2.5cm创口，可听到气体出入响声，左侧呼吸音消失，右侧呼吸音减低。

讨论

1.胸膜腔的解剖特点有哪些？

2.气胸的发病机制是什么？

【理论知识】

一、胸腔、胸膜和胸膜腔的概念

胸腔由胸壁与膈围成，上界经胸廓上口与颈部相连；下界借膈与腹腔分隔（图4-15）。胸腔被分为三部分：左、右两侧为胸膜腔和肺，中间为纵隔。胸膜（pleura）为胸壁内面、纵隔两侧和膈上面以及肺表面的浆膜，分为壁层和脏层。被覆于胸壁内面、纵隔两侧及膈上面的称壁胸膜，覆盖于肺表面的称脏胸膜。胸膜腔（pleura cavity）是由壁、脏胸膜在肺根处互相移行所形成的密闭的潜在腔隙，左、右各一，互不相通。胸膜腔呈负压，内有少量的浆液，可减少呼吸时胸膜之间的摩擦。壁胸膜按部位可分为四部，覆盖在胸壁内面的部分为肋胸膜；覆盖膈上面的部分为膈胸膜；位于纵隔两侧的部分称为纵隔胸膜；纵隔胸膜与肋胸膜向上延伸突入颈部，覆盖在肺尖表面为胸膜顶。在每侧壁胸膜互相转折处，胸膜腔会存在一定间隙，即使在深吸气时，肺的边缘也不能伸入其间，这些部位称为胸膜隐窝。由肋胸膜与膈胸膜返折处形成的半环形间隙称肋膈隐窝（肋膈角、肋膈窦），是胸膜腔最低的部位，胸膜腔积液首先积存于肋膈隐窝。

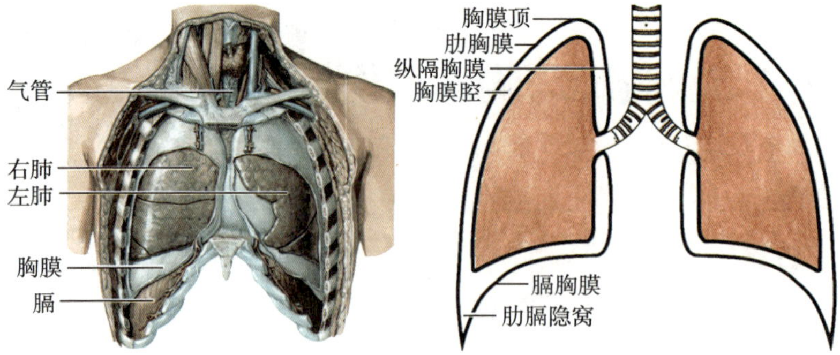

图 4-15　胸膜

二、胸膜下界与肺下缘的体表投影

胸膜的体表投影是指壁胸膜各部分之间互相移行形成的反折线在体表的投影位置，标志着胸膜腔的范围。胸膜的前界为肋胸膜与纵隔胸膜的反折线，胸膜的下界为肋胸膜与膈胸膜的反折线（图4-16）。

肺的体表投影：肺的前界与胸膜前界基本一致，但左肺前界在第4胸肋关节处，急转向外，并沿第4肋软骨下缘延至胸骨旁线，再向下内弯曲至第6肋软骨中点移行为下界。肺的下界一般比胸膜下界高出两个肋的距离，即在锁骨中线与第6 肋相交，在腋中线与第8肋相交，在接近后正中线处，平第10胸椎棘突高度。肺下缘与胸膜下界的体表投影见表4-1。

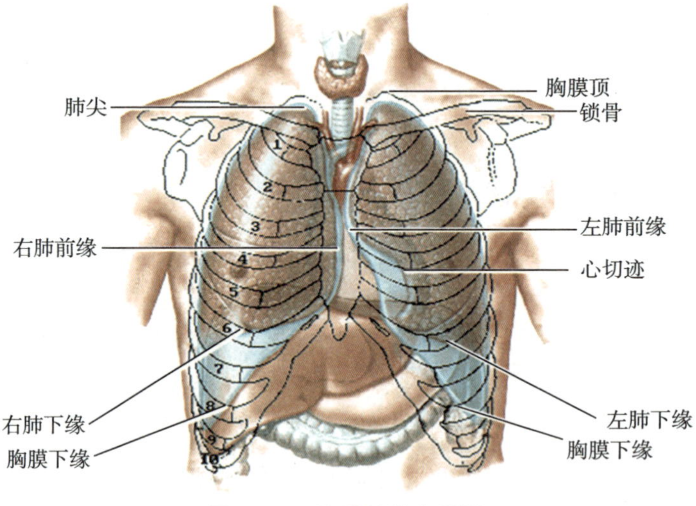

图 4-16　胸膜的体表投影

表 4-1　肺下缘和胸膜下界的体表投影

	锁骨中线	腋中线	肩胛线	后正中线
肺下缘	第6肋	第8肋	第10肋	第10胸椎棘突
胸膜下界	第8肋	第10肋	第11肋	第12胸椎棘突

三、纵隔

纵隔是两侧纵隔胸膜之间全部器官、组织的总称（图4-17、图4-18、图4-19）。其前界为胸骨，后界为脊柱胸段，两侧界为纵隔胸膜，上界是胸廓上口，下界是膈。通常以胸骨角平面为界，将纵隔分为上纵隔和下纵隔。下纵隔又以心包为界分为前纵隔、中纵隔、后纵隔。

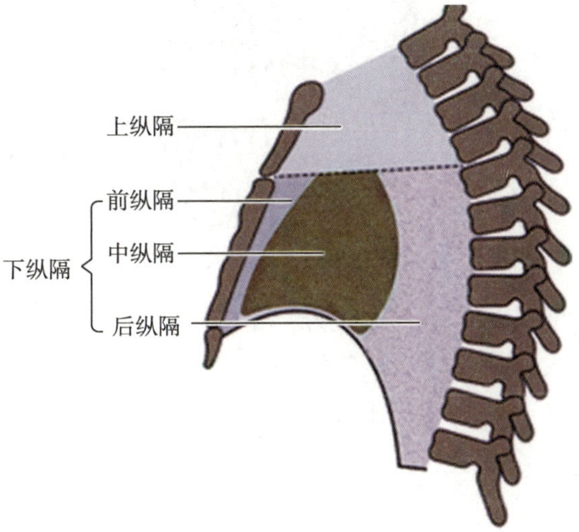

图 4-17 纵隔

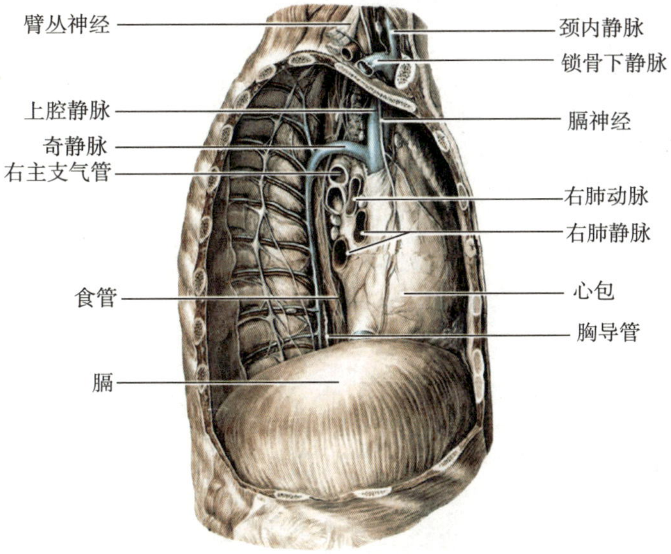

图 4-18　纵隔左侧面

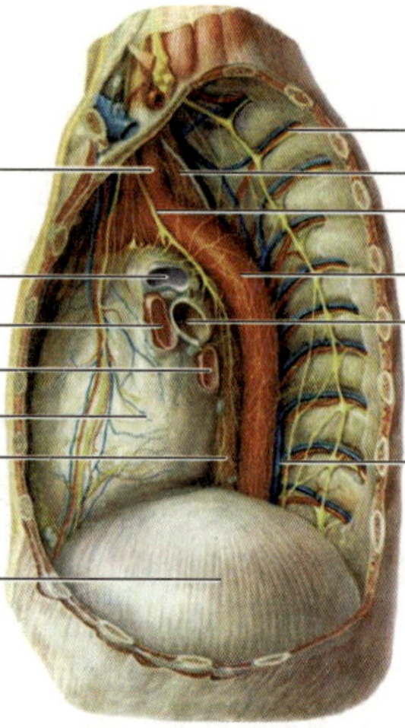

图 4-19　纵隔右侧面

上纵隔内含有胸腺，左、右头臂静脉，上腔静脉，左、右膈神经，迷走神经，主动脉弓及其分支，食管、气管、胸导管及淋巴结。

前纵隔位于胸骨与心包之间，内有纵隔前淋巴结及疏松结缔组织等。

中纵隔位于前、后纵隔之间，内含心包、心、出入心的大血管、主支气管起始处、膈神经及淋巴结等。

后纵隔位于心包与脊柱之间，内含主支气管、食管、胸主动脉、胸导管、奇静脉、半奇静脉、迷走神经、胸交感干和淋巴结等。

【临床常见疾病】

	开放性气胸	张力性气胸	闭合性气胸
机制	内外相通	只进不出	进入气体
压力	等于大气压	大于大气压	小于大气压
症状	呼吸困难	极度呼吸困难	可有呼吸困难
体征	气体出入声音、纵隔摆动、呼吸音消失	气管偏移、皮下气肿、呼吸音消失	呼吸音减弱
治疗	开放变为闭合、胸腔闭式引流	排气减压、胸腔闭式引流	自行吸收或胸腔闭式引流

【知识运用】

患者，男，64岁。咳嗽、咳痰、喘息30余年。活动后气促10余年，下肢水肿。30年来每年冬季咳嗽、咳痰、喘息持续3~4个月，经抗感染及平喘治疗后症状有所缓解。近10余年来于症状加重时出现活动后心悸、气促。1周前感冒症状加重，并出现少尿、下肢水肿，抗感染治疗效果不佳。发病以来有时夜间发作呼吸困难，坐起后可有所减轻。吸烟40余年。查体：T 37.5℃，P 111次/分，R 25次/分，BP 138/70mmHg。颈静脉怒张，桶状胸，双肺叩诊呈过清音，双肺呼吸音弱，呼气延长，双肺散在哮鸣音，肺底部可闻及少许湿性啰音。肝肋下2cm，触痛阳性，肝颈静脉回流征阳性。移动性浊音可疑阳性。双下肢水肿（++）。辅助检查：WBC 5×10^9/L，N92%。

问题1 ________________

解决方案 ________________

____

____

问题2 ________________

解决方案 ________________

____

____

问题3 ________________

解决方案 ________________

____

____

【课后任务】

思政元素：关注呼吸，预防呼吸系统疾病

思政元素

【目标检测】

参考答案

1.自发性气胸的治疗措施中首要的是

A.消除病因 B.预防感染 C.预防复发

D.预防并发症 E.使肺尽早复张

2.患者，男，33岁。干咳、胸痛，以自发性气胸入院，经积极治疗后已痊愈，准备出院，护士告诉患者为预防复发最重要的是

A.戒烟 B.清淡饮食 C.避免屏气用力

D.积极锻炼身体 E.保持情绪稳定

3.患者，男，23岁。车祸30分钟后，因出现极度呼吸困难送来急诊。查体：右胸部饱满，呼吸音消失，叩诊呈鼓音。右胸部有骨擦音，皮下气肿。首要的急救措施是

A.输血、输液 B.镇静、吸氧 C.胸壁固定

D.剖胸探查 E.胸腔穿刺排气

（徐益荣）

第三节　PBL 实训案例

学习目标

知识目标

1. 掌握胸膜腔的解剖结构与作用。

2. 了解支气管与肺解剖结构。

技能目标

1. 能够分析气胸的发生机制。

2. 能够分析慢性阻塞性肺气肿的病理生理改变机制。

素质目标

能够有效预防肺部疾病的发生，开展健康宣教。

第一部分

患者，男，60岁。老家在山西，曾是一名煤矿工人，在矿上工作。曾被评为劳模，平常以吸烟解乏。某天该患者清晨锻炼时出了一身大汗，未及时擦干。第二天开始咳嗽。服用复方甘草合制后未见减轻，夜间易咳醒。老伴数落他“早就叫你大冷天好擦一擦，感冒咳嗽了还抽烟。快把烟戒了。”患者火很大，吃了克感敏片剂，心想过两天就会好的。但两天后他开始发热。患者来到医院就诊，接诊医生问诊后获得以下信息：患者平常身体很好。但最近10年常在冬春换季时感冒，常有咳嗽、咳痰、喘息，每次都要到急诊补液治疗。既往无高血压病、糖尿病、无肝炎病史。平常工作非常辛苦，喜食荤食，最爱喝个小酒。平时烟不离手，平常每天起床时会咳数口白色泡沫痰，不过这几天痰液黏稠，不易咳出。右胸下侧略有隐痛，吸气时明显。体温最高38.5℃，无寒颤。吸烟40年，每日20余支，饮酒40余年，平均每日饮低度白酒2两。查体：身高170cm，体重66kg，体温38℃，脉搏98次/分，呼吸23次/分，急促。血压125/85mmHg，桶状胸，肋间隙增宽，双肺语颤减弱。叩诊呈过清音。心浊音界缩小。双肺呼吸音粗糙，呼气音延长，有闻及少许干湿啰音。心脏各瓣膜听诊区未闻及杂音。心律齐。腹软。无压痛。肝脾未触及，双下肢无水肿。主要辅助检查结果如下。血常规：WBC 11.1×10^9/L，Hb 125g/L，N 85%，PLT 220×10^9/L，RBC 4.2×10^9/L。血生化：肝功能、肾功能、电解质均在正常范围。X线胸片：显示胸廓容积增大，肋间隙增宽。肋骨平直，膈肌低位。双肺野透亮度增强，两肺纹理增粗紊乱呈网状阴影，下野较明显。右肺下野可见淡片状絮状阴影。诊断为慢性阻塞性肺疾病（COPD）急性加重。给予吸氧，1~2L /min。给予盐酸氨溴索、沙丁胺醇气雾剂、沙美特罗丙酸氟替卡松吸入及头孢片剂等药物治疗，并要求患者戒烟，注意休息，尽量避免去人群密集的公共场所，病情缓解后（4周左右）检查肺功能。患者对此很不理解，不就是感冒咳嗽吗？这辈子就吸烟一个爱好，为什么非要戒掉？还要带个氧气管子？一系列的问题萦绕在患者心中。

1.主要讨论要点　患者什么情况下必须去医院？

2.发现问题

（1）该患者就吸烟一个爱好，为什么要戒掉？

（2）社区医生建议患者在家吸氧，应该注意点什么？

（3）该疾病在后期治疗过程中要注意什么？

第二部分

2周后，患者症状缓解、体温正常。因为上次锻炼后发病了越发懒散起来，天天待在家里喂喂鸟。女儿觉得他天天待在家里不好，计划每年抽出时间陪同二老出去旅游。6年后，女儿带着爸妈去旅游。这天半夜患者开始咳嗽、气喘。他心想：我一直按时吸沙美特罗丙酸氟替卡松，没有漏掉呀，想自己随身带了茶碱缓释片和止咳药水，马上吃了一次。但是一夜没睡好。一早，他把沉重的行李箱提到桌子上打开时，突然感觉胸口闷、冷汗直冒、连喊，“我不行了，我胸口闷疼、透不过气”，老伴和女儿急忙打“120”电话，救护车把他送到附近的医院。家人送他到医院急诊进行了检查，体格检查显示患者神志清楚、对答切题、大汗淋漓、口唇发绀。血压70/50mmHg，心率125次/分，呼吸26次/分，体温37.6℃，体重62kg。胸廓外形呈桶状胸，右侧胸部较左侧稍高，肋间隙增宽，右侧胸部可捻发感。右侧胸部语颤较左侧稍弱，右肺叩诊呈鼓音，呼吸音弱，听诊呼吸音粗糙，呼气音延长，底部可闻及少许湿啰音，心音低。血常规、血生化、心肌酶谱检查均未见明显异常。急诊X线胸片示：右侧气胸、肺组织压缩约40%。心电图窦性心动过速，律齐。动脉血气分析示pH 7.4，$PaCO_2$ 45mmHg，PaO_2 60mmHg，HCO_3^- 27mmol/L，BE −27mmol/L，（未吸氧）医生追问病史得知患者咳、痰、喘15年余。活动后气促6年，近2个月自感疲乏、晨起突发胸痛、右侧明显、近持续性尖锐的刺痛、呼吸困难加重，大汗淋漓、口唇发绀，无二血。既往无高血压、无糖尿病、无心绞痛、无消化道溃疡病史。吸烟40年。每天2包，戒烟6年。初步诊断为“COPD并发右侧自发性气胸”，予以吸氧、胸腔闭式引流并将其收住入院。

主要讨论要点

1.慢性阻塞性肺气肿患者会伴有哪些并发症？

2.引起并发症的原因主要有哪些？

发现问题

1.如何避免并发症的发生？怎样识别并发症？

2.讨论自发性气胸的发生机制及表现。

第三部分

住院期间，身上接着胸腔引流管的患者非常着急，反复问护士“我什么时候能好啊？家里画眉鸟还等着我照顾呢”，“护士，现在这根管子什么时候能拔掉啊？我可赶着回家!”护士笑着说：“您啊，家里的画眉直接送人吧。您这个病如果不好好治疗后期还有并发症，听医生的，该拔管的时候就拔了。”他一听，一下子沉默了。到了中午，见着老伴来送饭，急忙拉着她的手道：“你帮我去问问，我能坐飞机吗？以后我这毛病会不会老复发啊？我现在一动就喘，痰又多，喉咙里老觉着不清爽，护士说以后还有很多并发症？哎，女儿还没成家，你们可怎么办？”老伴一时之间也找不着人问。患者愈发沉默，夜间睡不安稳。床位护士发现了他的异常.....

1.主要讨论要点 平时怎么判断患者身上留置的这根管子是不是通畅？

2.发现问题

（1）患者的管子什么时候才能拔掉？平时需要注意点什么？

（2）这两天患者白天嗜睡、夜间兴奋不能入睡，像这种情况能给他服用一些安眠药吗？

（3）讨论胸膜腔的解剖特点及生理功能。

反思日记

（徐益荣　闻　纯）

第五章　消化系统解剖与疾病

第一节　胃与消化性溃疡

PPT（1）　PPT（2）　微课（1）　微课（2）

学习目标

知识目标

1. 掌握消化系统的解剖结构及解剖特点。
2. 熟悉消化性溃疡的疾病特点。

技能目标

1. 能够分析消化性溃疡的发病基础。
2. 能够指导患者进行疾病的预防。

素质目标

护理患者过程中认真、细心，具有慎独的工作作风。

【任务导入】

患者，男，45岁。近2年来反复上腹部胀痛，反酸嗳气、食欲不振等，平时嗜酒和咖啡，2天前上述症状加重。查体：生命体征无异常，消瘦。粪便潜血试验（+），胃镜下胃黏膜呈颗粒状，黏膜血管显露，色泽灰暗。皱襞细小。HP（+）。初步诊断为消化性溃疡。消化性溃疡是消化系统的常见损伤，引起溃疡的原因有多种，及时了解病因，结合临床表现，选择合理的处理方法对患者的康复至关重要。

讨论

（1）消化系统的解剖特点是什么？

（2）消化系统常见疾病有哪些？

（3）引起消化性溃疡的原因有哪些？

（4）简述消化性溃疡的临床表现与并发症。

【理论知识】

消化系统（alimentary system）由消化管和消化腺两部分组成（图5-1），主要功能是消化食物、吸收营养和排出食物残渣。消化管（alimentary canal）是一条粗细不等的起自于口腔延续到肛门的肌性管道，包括口腔、咽、食管、胃、小肠（十二指肠、空肠和回肠）及大肠（阑尾、盲肠、结肠、直肠和肛管）。临床上通常把十二指肠及其以上的部分称为上消化道，空肠及其以下的部分称为下消化道。消化腺（alimentary gland）包括小消化腺和大消化腺。小消化腺分布于消化管壁内，分泌的消化液直接进入消化管腔内，如舌腺、胃腺和肠腺等；大消化腺位于消化管管壁外，为独立的器官，分泌的消化液经过导管输入消化管腔内，包括唾液腺、肝、胰。

消化系统的功能主要是摄食、进行物理和化学性消化，经消化管黏膜上皮细胞吸收，最后将食物残渣形成粪便排出体外。

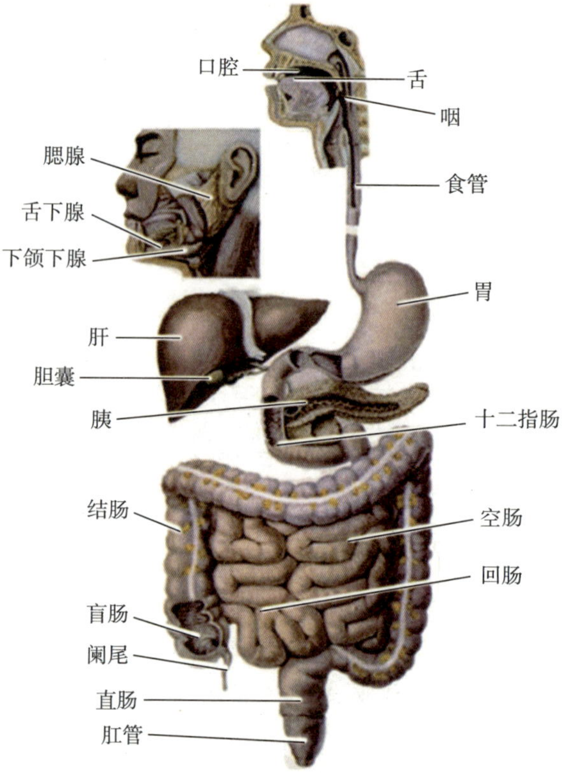

图 5-1　消化系统模式图

一、口腔

口腔（oral cavity）为消化管的起始部，前为上、下唇；两侧为颊；上为腭；下为口腔底；向后经咽峡与咽相通。它具有味觉和咀嚼功能，对食物进行初步的消化作用。上、下唇和颊与上、下牙弓和牙之间的腔隙称为口腔前庭（oral vestibule）。上、下牙弓和牙龈所围成的腔隙称为固有口腔（oral cavity proper），在牙关紧闭时这两部可由第三磨牙后的裂隙交通。

（一）口唇

口唇（oral lips）为上唇和下唇的总称，两者在左、右两侧的联合处称唇联合。上唇表面中线处的浅沟称人中（philtrum），为人类特有。两侧的弧形浅沟称鼻唇沟

(nasolabial sulcus)，借此沟与颊部分界。下唇较上唇窄，横行的颏唇沟为其下界，沟以下称颏部。上、下唇游离缘共同围成口裂。

唇的外表面为皮肤，内表面为黏膜，两层中间主要为环形的口轮匝肌，此外也含有呈辐射状排列的提、降唇肌。皮肤与黏膜的移行处称唇红缘，是一由薄层角化上皮覆盖的区域，色红润，缺乏唾液腺，但含皮脂腺。

（二）颊

颊(cheek)为位于鼻唇沟后、口腔两侧的部分，由黏膜、颊肌和皮肤构成，内含脂肪组织，称颊脂体。其内表面正对上颌第二磨牙处，有腮腺导管开口形成的黏膜乳头。

（三）腭

腭(palate)构成口腔顶，分隔鼻腔与口腔，分为前份的硬腭和后份的软腭两部分。硬腭占据前2/3，由上颌骨的腭突及腭骨水平板被覆黏膜构成，黏膜与骨膜紧密相贴。在正中线上的表浅隆起称腭缝。软腭占据后1/3，为腭腱膜及肌组织覆盖黏膜而成，其后份向后下方倾斜称腭帆。向后下方下垂的圆锥状突起部分称腭垂(uvula)或称悬雍垂。自腭垂向两侧延伸为两对行向外下的黏膜皱襞，前方一对为腭舌弓(palatoglossal arch)，连于舌根两侧；后方一对为腭咽弓(palatopharyngeal arch)，向下延伸至咽侧壁。腭帆后缘两侧的腭舌弓及舌根部共同围成的区域称咽峡(isthmus of fauces)，是口腔与咽之间的通道(图5-2)。

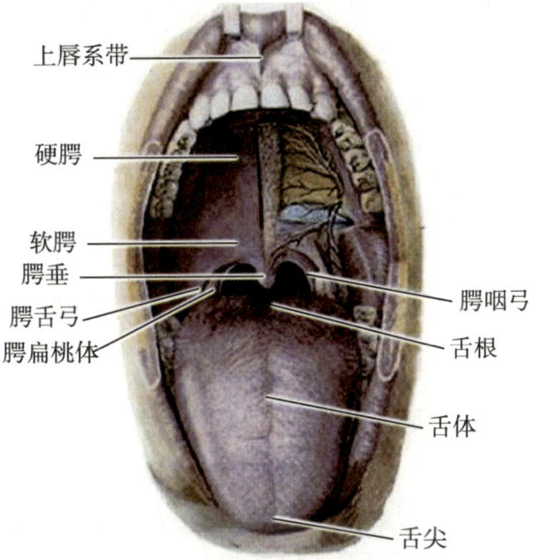

图5-2　口腔

软腭肌均为骨骼肌，有腭舌肌、腭咽肌和腭垂肌及位于背侧的腭帆张肌和腭帆提肌(图5-3)。软腭肌受神经支配，除腭帆张肌受下颌神经支配外，其他腭肌由副神经脑根的纤维支配，这些纤维加入迷走神经或舌咽神经到达咽丛。

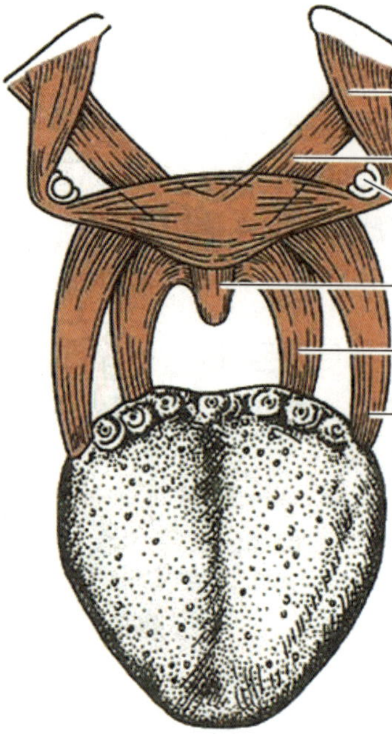

图 5-3　腭肌模式图

（四）牙

人的一生先后有两副牙（teeth），第一副称乳牙（deciduous teeth），第二副称恒牙（permanent teeth）。

1. 牙的形态　牙被牙周韧带嵌于上、下颌骨的牙槽内，在外形上由牙冠、牙颈、牙根组成（图5-4）。牙冠暴露在口腔内，是发挥咀嚼功能的主要部分。前牙的牙冠有唇面、舌面、近中面和远中面，后牙的牙冠有颊面、舌面、近中面、远中面和牙合面。牙根镶嵌于牙槽内，其形态与数目也随功能的不同而有差异。切牙和尖牙绝大部分是1个根。下颌前磨牙少数为2个根，多数为1个根。上颌前磨牙多数为2个根。磨牙一般为2～3个根。牙冠与牙根交界处为牙颈。牙质内有一牙腔，又称髓腔，向下至牙根的狭窄部分称牙根管（root canal），经牙根尖孔开口于牙根尖。

2. 牙组织　牙由牙质（dentine）、釉质（enamel）、牙骨质（cement）和牙髓（dental pulp）组成（图5-4）。牙质构成牙的大部分，呈淡黄色；釉质覆盖于牙冠部牙质表面，是人体内最坚硬的组织，包色透明；牙骨质包于牙颈和牙根部牙质表面；牙髓位于牙腔内，含有丰富的感觉神经末梢，牙髓发炎时可引起剧烈疼痛。

3. 牙周结构　牙周结构包括牙周膜（periodontal membrane）、牙槽骨（alveolar bone）和牙龈（gingiva）三部分，对牙具有保护、固定和支持的作用。牙周膜是介于牙根和牙槽骨之间的致密结缔组织，有固定牙根的作用；牙龈是口腔黏膜的一部分，血管丰富，呈淡红色，坚韧而富有弹性，紧贴在牙颈及邻近的牙槽骨上，直接与骨膜紧密相连，所以牙龈不能移动。

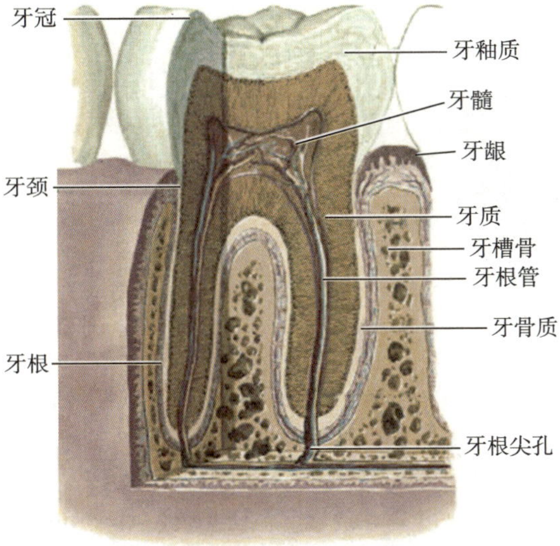

图 5-4　牙的构造模式图

4.牙的种类、排列及记录方式　乳牙在胎儿出生后6～7个月开始萌出，3岁左右出齐。乳牙上、下颌左右两侧各5颗，共20颗，分为乳切牙、乳尖牙和乳磨牙（图5-5）。6～7岁时乳牙开始脱落，恒牙从第1磨牙开始相继萌出，14岁左右恒牙基本出齐替换乳牙，而第3磨牙一般在成年后才长出或终身不萌发。恒牙上、下颌左右两侧各7～8颗，因此恒牙共计28～32颗，分为切牙、尖牙、前磨牙和磨牙（图5-6）。临床上为了记录方便，常以患者的方位为准，用“+”记号将上、下颌牙弓划成4个区，并以罗马数字Ⅰ～Ⅴ代表乳牙、阿拉伯数字1～8代表恒牙，分别表示从中切牙至最后磨牙的序列。

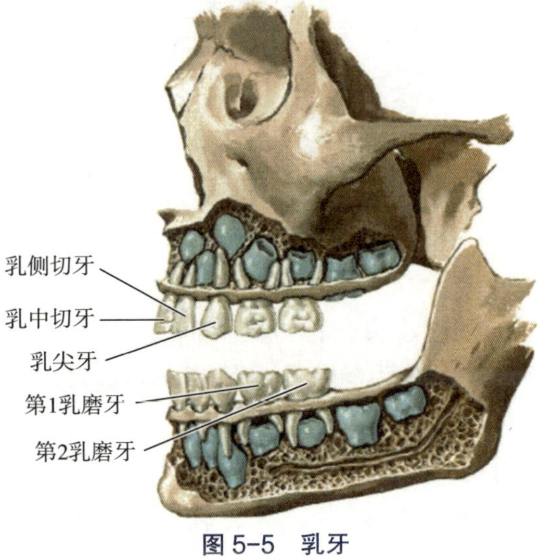

图 5-5　乳牙

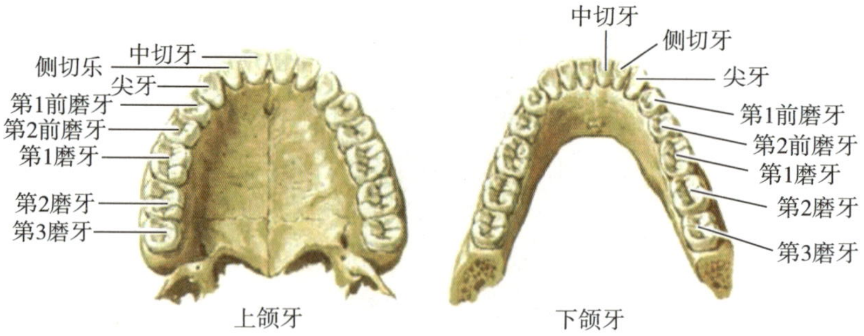

图 5-6　恒牙

（五）舌

舌（tongue）为一肌性器官，主要由纵、横、垂直三个方向的骨骼肌交织而成，表面覆以黏膜，其功能主要是感受味觉，协助咀嚼，吞咽和辅助发声。

1. 舌的形态　舌分为舌体、舌根两部。舌体占舌前的2/3，舌根占舌后的1/3，舌体的前端称舌尖。舌体和舌根两者以舌背的“∧”形界沟为界，界沟尖端的小孔称舌盲孔，为胚胎期甲状舌骨管的遗迹（图5-7）。

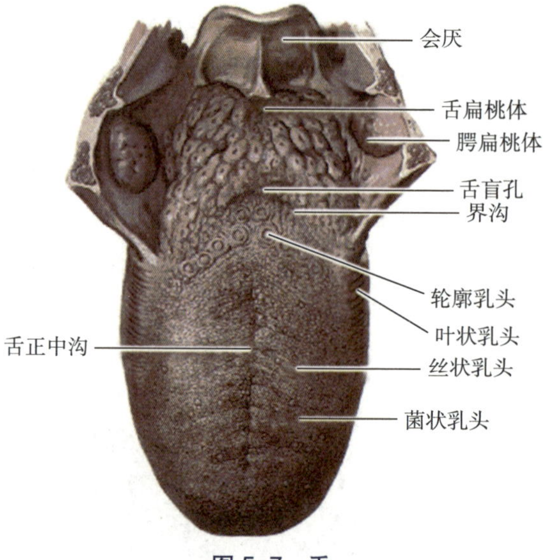

图 5-7　舌

2. 舌黏膜　舌背黏膜上的小突起称舌乳头（papillae of tongue），具有触觉和味觉等功能。舌乳头按其形态可分为丝状乳头（filiform papillae）、菌状乳头（fungiform papillae）、轮廓乳头（vallate papillae）和叶状乳头（foliate papillae）。丝状乳头体积最小，呈白色，几乎遍布舌前2/3；菌状乳头呈鲜红色，分布于舌尖及舌的两侧缘；轮廓乳头最大，排列在界沟前方，有7～11个，乳头中央隆起，周围有环状沟；叶状乳头形似柳叶，分布于舌侧缘后部，人类不发达。味觉感受器称味蕾，位于轮廓乳头、菌状乳头、叶状乳头及软腭、会厌等处的黏膜内，具有感受酸、甜、苦、咸等味觉功能。在舌根背部黏膜内存在有舌扁桃体（lingual tonsil）（图5-7）。

在舌体的下面中线上的黏膜皱襞称舌系带（lingual frenulum），其根部两侧的小圆形隆起称舌下阜（sublingual caruncle），下颌下腺导管及舌下腺大管开口于此。由舌下阜向外侧延伸的黏膜皱襞为舌下襞（sublingual fold），舌下腺藏于其深面，舌下腺小管则开口其表面（图5-8）。

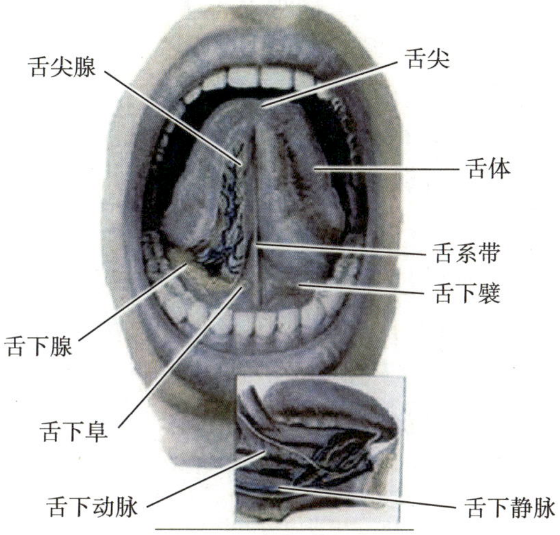

图5-8　舌下面

3. 舌肌　舌肌为横纹肌，分为舌外肌和舌固有肌（图5-9，图5-10）。舌外肌起自舌外，止于舌，共4对。颏舌肌（genioglossus）为最强大的舌外肌，它起自下颌体后面的颏棘，肌纤维呈扇形向后上止于舌中线两侧。如两侧同时收缩，拉舌向前下即伸舌，单侧收缩时，伸舌时舌尖指向对侧。其他舌外肌有舌骨舌肌、茎突舌肌、腭舌肌。舌固有肌的起止点均位于舌内，其纤维分纵行、横行、垂直三种，收缩时可改变舌的形态。

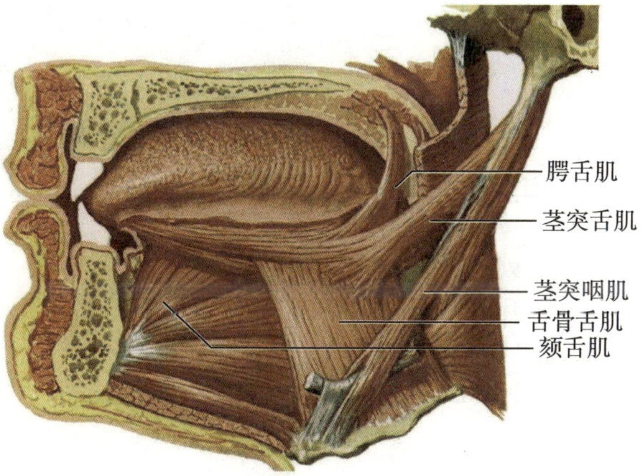

图5-9　舌外肌

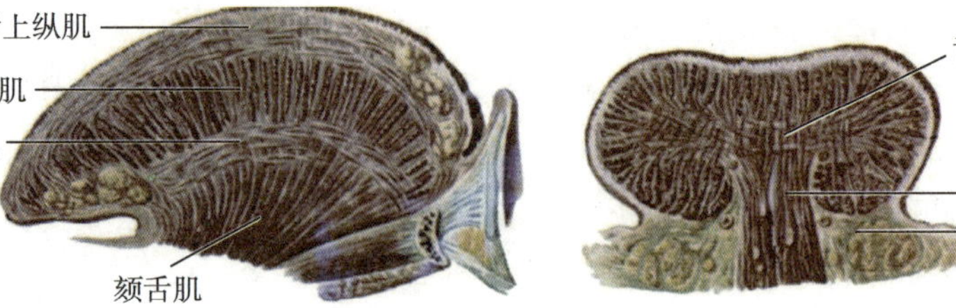

图 5-10　舌内肌

（六）口腔腺

口腔腺（salivary gland）因分泌唾液又称唾液腺（salivary gland）。小唾液腺数目多，属黏膜腺，分布于口腔各部的黏膜内，有唇腺、颊腺、腭腺和舌腺。大唾液腺主要有3对（图5-11）。

1.腮腺　腮腺（parotid gland）位于面侧区，下颌后窝内，形态不规则。分为浅、深两部。浅部位于下颌支的浅面；深部则深入下颌支与胸锁乳突肌之间的下颌后窝内。腮腺导管自腮腺前部发出，于颧弓下方越过咬肌浅面穿颊肌，开口于平对上颌第二磨牙的颊黏膜。副腮腺多出现在腮腺浅部前缘与咬肌前缘之间，其导管也多汇入腮腺管，出现率约为35%。

2.下颌下腺　下颌下腺（submandibular gland）位于下颌骨下缘及二腹肌前后腹所围成的下颌下三角内，导管开口于舌下阜。

3.舌下腺　舌下腺（sublingual gland）较小，为扁长圆形，位于舌下襞的深面，大管与下颌下腺导管共同开口于舌下阜，有10余条小管则开口于舌下襞的表面。

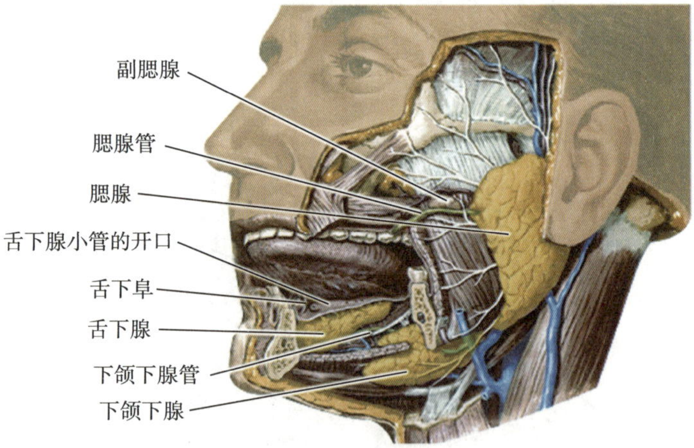

图 5-11　唾液腺

二、咽

咽（pharynx）为一漏斗形肌性管道，位于第1～6颈椎前方，自颅底向下至第6颈椎下缘与食管相续。咽有完整的侧壁和后壁，但其前壁因与鼻腔、口腔和喉腔相通而几乎缺如。咽腔分为鼻咽、口咽和喉咽3部（图5-12）。

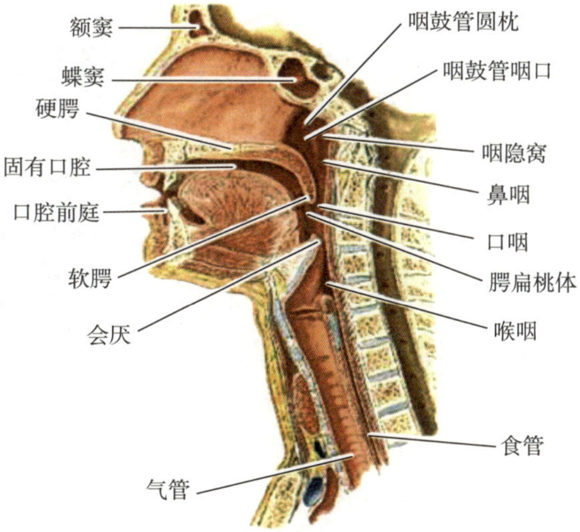

图5-12 头、颈部正中矢状切面

（一）鼻咽

鼻咽（nasopharynx）介于颅底与软腭之间，为咽的上部，经鼻后孔与鼻腔相通。其顶和后壁呈圆拱形，合称为顶后壁。咽扁桃体（pharyngeal tonsil）位于该处的黏膜深面，6~7岁时开始萎缩，10岁后几乎完全退化。其侧壁距下鼻甲后端约1cm处，有一呈镰状或三角形的咽鼓管咽口（pharyngeal opening of auditory tube），空气可从此口经咽鼓管进入鼓室，以维持鼓膜两侧气压平衡。小儿咽鼓管短而宽，走向水平，故细菌易从鼻咽逆行进入鼓室而致急性中耳炎。咽鼓管圆枕（tubal torus）为环绕咽鼓管咽口的前、上、后方的咽鼓管软骨形成的隆起，它是寻找咽鼓管咽口的标志，其后方的凹陷称咽隐窝（pharyngeal recess），是鼻咽癌的好发部位。

（二）口咽

口咽（oropharynx）介于软腭至会厌上缘平面之间，上接鼻咽，下连喉咽。其前壁主要为舌根后部，正中有一黏膜皱襞与会厌相连，称会厌正中襞，两侧的凹陷为会厌谷。口咽的侧壁有腭扁桃体（palatine tonsil），位于腭舌弓与腭咽弓之间的扁桃体窝内，呈卵圆形。扁桃体窝上部未被扁桃体充盈的部分称扁桃体上窝，是异物易于停留的部位。腭扁桃体内侧面上皮陷入实质内，形成深浅不一的扁桃体隐窝，并向实质内伸出许多囊状分支，是细菌存留和感染的好发部位。腭扁桃体在青春期后萎缩。

咽后上方的咽扁桃体、两侧的咽鼓管扁桃体、腭扁桃体以及舌扁桃体共同构成咽淋巴环，环绕于消化道和呼吸道的上端，有重要的防御功能。

（三）喉咽

喉咽（laryngopharynx）居咽的下份，会厌上缘至环状软骨下缘平面之间，向前经喉口与喉腔相通。喉咽前壁喉腔的两侧壁和甲状软骨板内面之间因黏膜下陷形成梨状隐窝（piriform recess），在吞咽时呈漏斗状张开，是异物易于停留的部位（图5-13）。

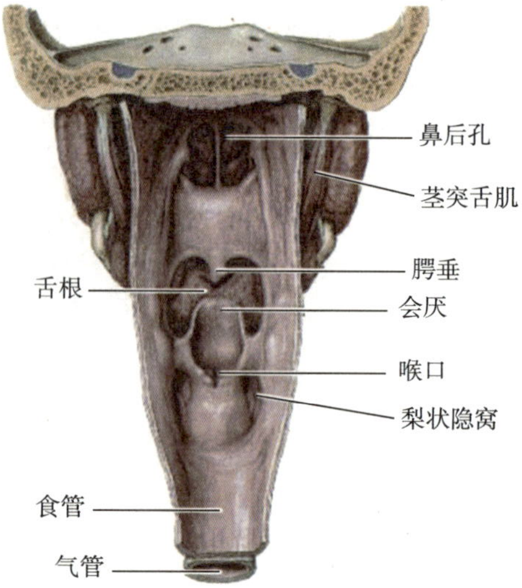

图5-13 咽的后面观

（四）咽肌

咽肌包括咽缩肌和咽提肌两组，均为横纹肌。咽缩肌包括上、中、下三对，自下向上呈叠瓦状排列，吞咽时自上向下依次收缩，将食团推向食管。咽提肌位于咽缩肌深部，包括茎突咽肌、咽鼓管咽肌及腭咽肌，它们止于咽侧壁和甲状软骨上缘，收缩时上提喉及咽，使舌根后压，会厌封闭喉口，食物进入食管（图5-14）。

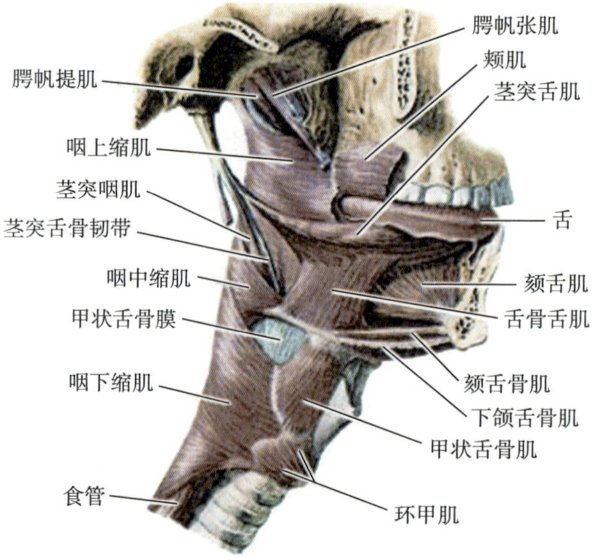

图5-14 咽肌（侧面）

三、食管

（一）食管形态和位置

食管（esophagus）为一扁狭的肌性管状器官。上端平第6颈椎下缘接咽，下与胃相接，成人全长约为25cm。依其行程可分为颈、胸、腹3部（图5-15）。

颈部：自第6颈椎下缘至胸骨颈静脉切迹平面，前邻气管，后邻第7颈椎及第1、

2胸椎体。成人长约5cm。胸部：自胸骨颈静脉切迹平面至膈食管裂孔。首先行于气管与脊柱之间偏左，再行于左心房后方并向左前斜跨胸主动脉前方，在第10胸椎水平穿膈肌食管裂孔后进入腹腔。成人长约20cm。腹部：最短，自食管裂孔至贲门，其前方邻肝左叶，仅1～2cm长。

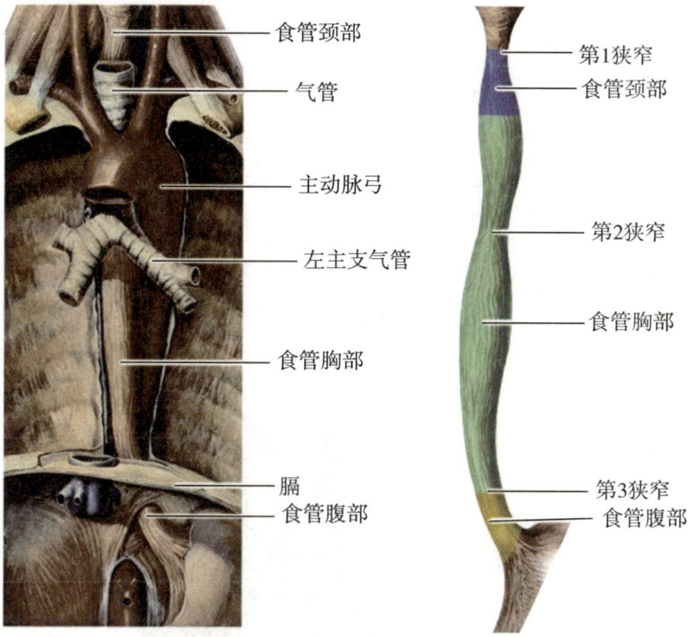

图5-15 食管及其三处狭窄

（二）食管的狭窄与弯曲

食管在前后方向上随脊柱颈胸弯曲而弯曲；在左、右方向上亦有轻度弯曲。全长有三处生理性狭窄：第1狭窄位于平第6颈椎下缘水平的起始处，距上颌中切牙约15cm；第2狭窄位于平第4、5胸椎椎间盘水平与左主支气管交叉处，距上颌中切牙约25cm；第3狭窄位于穿膈肌处，距上颌中切牙约40cm（图5-15）。这些狭窄既是食物易滞留的部位，又是肿瘤好发部位。食管通过主动脉弓和左心房后方时受它们压迫而形成两个压迹，在吞钡造影侧位照片时可清楚显示。

（三）食管壁的结构

食管壁较厚约4mm，空虚时前后壁相贴，当有食物通过时即被扩张。食管由黏膜、黏膜下层、肌层和外膜构成。食管黏膜腔面有纵形皱襞，食物通过时管腔扩大，皱襞消失。正常食管黏膜呈湿润光滑，内镜观察，黏膜色泽浅红或浅黄，黏膜下血管隐约可见。黏膜下层为疏松结缔组织，内含血管、神经、淋巴管及食管腺，食管腺导管穿黏膜层开口于食管腔，其分泌物有利于食物的通过。肌层分内环行和外纵行两层。食管上1/3段为骨骼肌，下1/3段为平滑肌，中1/3段由骨骼肌和平滑肌混合组成。外膜较薄，为结缔组织构成的纤维膜，无浆膜层，是食管癌术后易发生吻合口瘘的因素之一。

四、胃

胃（stomach）是消化管最膨大的部分，主要功能是受纳食物，通过分泌胃液调和食糜，并对食物进行初步消化。此外，胃还具有内分泌功能。

（一）胃的形态和分部

胃为一前后略扁的囊状器官，有两壁、大小弯和两口（图5-16）。两壁即前壁和后壁。胃小弯（lesser curvature of stomach）凹向右上方，其最低点处明显转角称角切迹（angular incisure）。胃大弯（greater curvature of stomach）大部分凸向左下方。胃与食管相接处的入口为贲门（cardia）。大弯起始部与食管左缘所夹的锐角称贲门切迹，胃下端与十二指肠的接口称幽门（pylorus），此处有由胃壁环形肌增厚形成的幽门括约肌，表面的环形浅沟即为胃与十二指肠的分界标志，活体上幽门前静脉是确定幽门位置的重要标志。

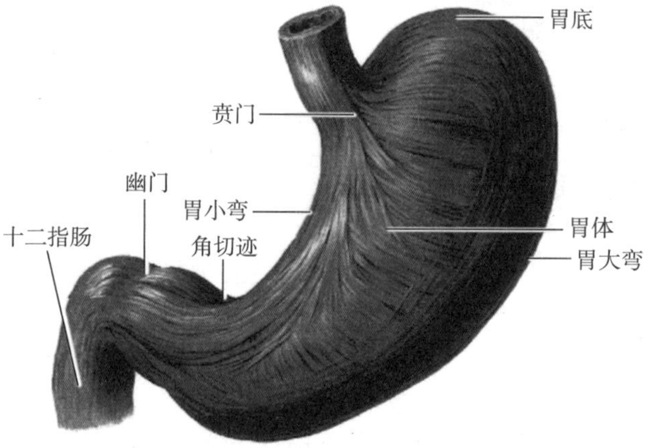

图5-16　胃的形态和分部

胃分为四部，近贲门的部分称贲门部（cardiac part）；高于贲门平面的部分称胃底部（fundus of stomach）；角切迹水平至幽门的部分，称幽门部（pyloric part），又称胃窦，在其大弯侧表面的中间沟又将幽门部分为左侧的幽门窦和右侧的幽门管；胃底与幽门部之间的部分称胃体（body of stomach）。

胃的形态因体型不同而有差异，可分为3种基本类型，即角形胃，多见于矮胖型；长形胃，多见于瘦长型；钩形胃，较常见。

（二）胃的位置和毗邻

胃大部分位于左季肋区，小部分位于腹上区，贲门位于第11胸椎体左侧，幽门位于第1腰椎体右侧附近。胃的前壁右侧份与肝左叶靠近，左侧份与膈相邻，并为左肋弓所遮掩，仅小部分与剑突下腹壁相邻。胃的后壁邻近左肾、左肾上腺、胰、脾等器官。

（三）胃壁的结构

胃壁分为4层。黏膜层柔软，血供丰富，呈橘红色，胃空虚时腔面可见许多纵行皱襞，充盈时皱襞变低甚至消失。胃黏膜较厚，上皮下陷形成许多不规则的管状胃小凹（图5-17）。幽门处的黏膜形成环形的皱襞称幽门瓣，阻止胃内容物过快进入十二指肠。黏膜下层位于黏膜层和肌层之间，为疏松结缔组织，内含血管、神经、淋巴管。胃的肌层较厚，由内斜行、中环行和外纵行3层平滑肌组成，环行肌较发达，并在贲门和幽门部明显增厚，分别形成贲门、幽门括约肌。胃的外膜层为浆膜，为腹膜的脏层。

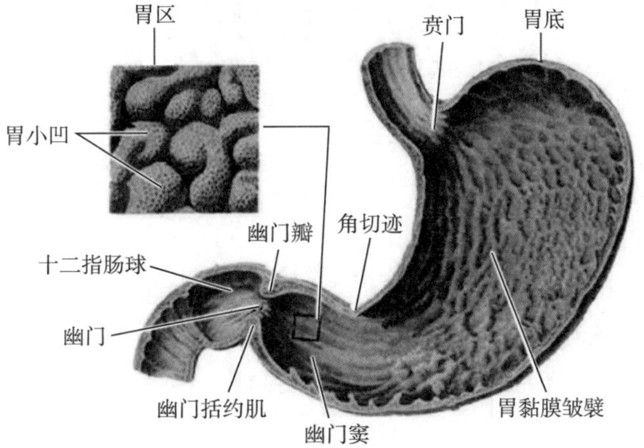

图5-17　胃的黏膜

五、小肠

小肠（small intestine）是消化管中最长的一段，成人全长5～7m，是食物消化、吸收的主要部位。小肠上接胃的幽门部，下连盲肠，分为十二指肠、空肠和回肠3部分。

（一）十二指肠

十二指肠（duodenum）为小肠上端的一部分，长约25cm，介于胃和空肠之间，贴于腹后壁，位置较深且固定，在腹部损伤时较易受伤。十二指肠整体呈“C”字形环抱胰头，按其位置分为上部、降部、水平部和升部（图5-18）。

1.上部　上部（superior part）起于幽门，水平行向右上方，至肝门下方急转向下移行为降部，转折处称十二指肠上曲。上部与幽门相接，长约2.5cm的一段肠管，黏膜表面光滑无皱襞称十二指肠球，是十二指肠溃疡的好发部位。

2.降部　降部（descending part）于第1～3腰椎右侧贴近右肾内侧缘前面下降，约在第3腰椎平面转向左侧缘水平部，转折处称十二指肠下曲。长7～8cm。其内侧份中部有一纵行皱襞，称十二指肠纵襞，此襞下端有十二指肠大乳头，在大乳头上方约2 cm处有时还可见一小乳头。十二指肠左后壁与胰头之间有胆总管下行，胆总管末端与胰管汇合后共同开口于降部中份后内侧壁上的十二指肠大乳头，副胰管则开口于小乳头。

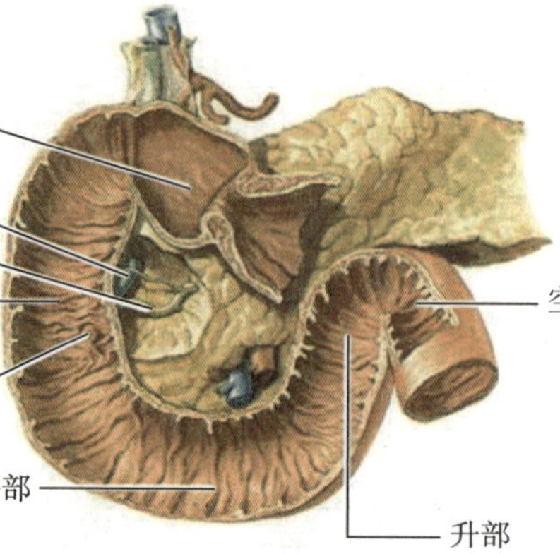

图 5-18　十二指肠

3.水平部　水平部（horizontal part）又称下部，长约10cm，横行在下腔静脉及第3腰椎前面，在腹主动脉前方移行为升部。

4.升部　升部（ascending part）长仅2～3cm，自腹主动脉前方斜向左上至第2腰椎左侧，再转向前下续空肠。转折的弯曲称十二指肠空肠曲，被十二指肠悬肌悬吊于腹后壁。临床上又称十二指肠悬肌为Treitz韧带，它是手术中确认空肠起始部的重要标志（图5-19）。

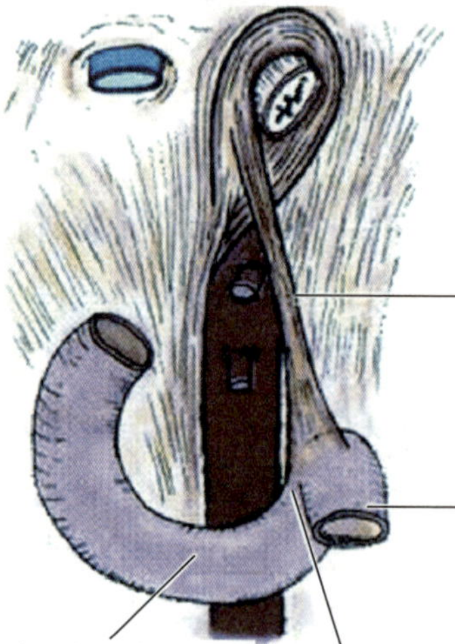

图 5-19　Treitz 韧带

（二）空肠和回肠

空肠（jejunum）起于十二指肠空肠曲，占据左上腹部。回肠（ileum）在右髂窝开口于盲肠，一般位于右下腹，部分肠袢可伸至盆腔。空、回肠二者无明显分界，但回肠相对较长，约占3/5。二者均全部被腹膜所包绕，通过较长的系膜连于腹后壁，因此，肠管有系膜缘和对系膜缘之分。由于系膜根部大大短于肠管，所以系膜呈扇形张开，在生理情况下肠管屈曲盘旋位于腹腔。

空、回肠具有消化管典型的4层结构，小肠黏膜和黏膜下层突向肠腔形成许多环形皱褶，黏膜上皮和固有层结缔组织形成大量绒毛突入肠腔。每条绒毛的表面是一层柱状上皮细胞，柱状上皮细胞顶端的细胞膜又形成许多细小的突起称微绒毛，因而使肠管黏膜的表面积大为增加，有利于食物的消化吸收。在黏膜下层含有肠腺和散在的淋巴滤泡，单个存在的淋巴滤泡称孤立淋巴滤泡，空、回肠均存在；在回肠的对系膜缘还存在由数个乃至数十个孤立淋巴滤泡集聚而成的集合淋巴滤泡，共有20~30个，均呈卵圆形，其长轴与肠管长轴一致，又称Peyer斑，肠伤寒时易穿孔（图5-20）。

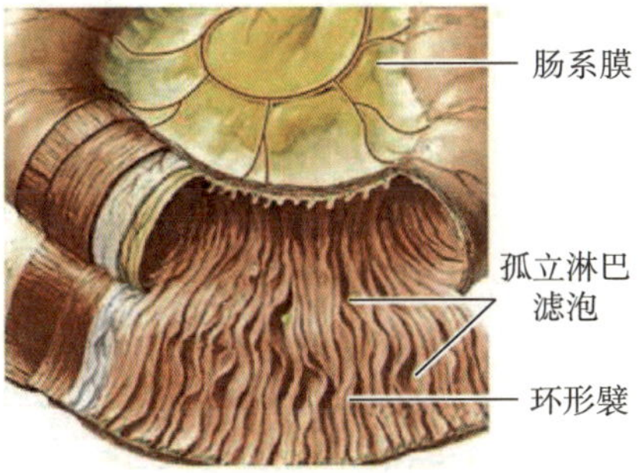

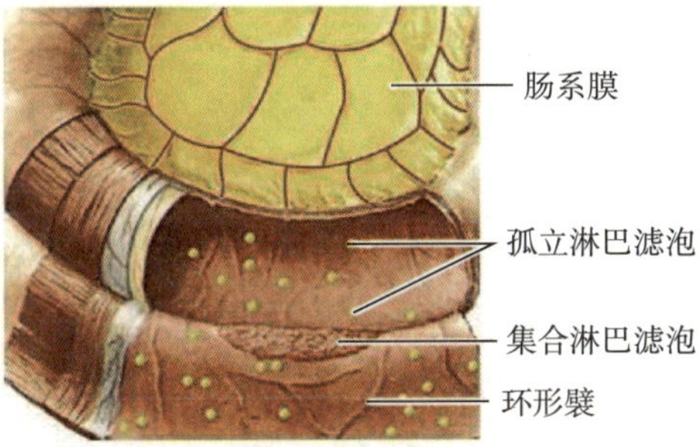

图5-20　空肠与回肠

空肠管径较回肠粗，黏膜环形皱襞较之更密集、更高，管壁更厚，血供丰富，活体颜色红润。如果胚胎时期卵黄囊未完全消失，则可在回肠末段近回盲部约1m范围内见到一囊状突出部，称之为Meckel憩室，发生炎症时应与阑尾炎区别。

六、大肠

大肠（large intestine）成人全长约1.5m，分为盲肠、阑尾、结肠、直肠和肛管五部。在外形上，结肠和盲肠具有三大共同特征，即结肠带（colic band）、结肠袋（haustrum of colon）和肠脂垂（epiploic appendice）。结肠带沿肠壁纵行排列，有三条，由肠壁纵行肌增厚而形成。三条结肠带汇集于阑尾根部。结肠袋为肠壁向外的囊状膨出，它的形成是由于结肠带短于肠壁其他部分，使后者皱缩而成，各袋之间由横沟隔开，横沟的深面为环形肌增厚，在肠腔面有对应的黏膜皱褶。钡剂灌肠时，结肠具有独特的X线征象：结肠阴影呈现边缘整齐的串珠状。肠脂垂为吊在结肠带两侧的脂肪垂，外被浆膜（图5-21）。

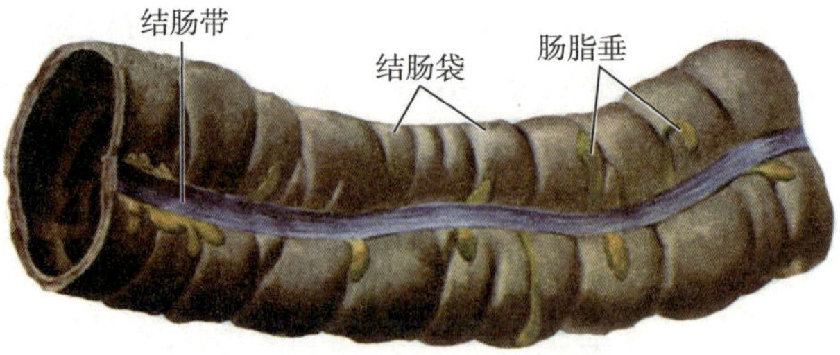

图 5-21　结肠的特征性结构

（一）盲肠

盲肠（caecum）是大肠的起始部，左侧与回肠末端相连，下端为膨大的盲端，向上续升结肠。盲肠位于右髂窝内，但高位者可达右髂窝上方甚至右肝下，低位者可达小骨盆内。回肠末端突入盲肠形成上下两半月形的瓣膜，称回盲瓣，它既可防止盲肠内容物逆流，又可阻止小肠内容物过快进入盲肠，使食物在小肠内得到充分的消化、吸收。

（二）阑尾

阑尾（vermiform appendix）的根部连于盲肠的后内侧壁（图 5-22），远端游离，平均长 6～8cm，中年以后可逐渐萎缩变小。其外径 0.5～1cm，管腔狭小，开口于盲肠后内侧壁，所以它的位置随盲肠位置的改变而改变，游离的体尾端与盲肠的关系因人而异，以回肠后位和盲肠后位为多，盆位次之，再次为盲肠下位和回肠前位。肝下位和左下腹位虽属少见，但其临床意义不容忽视。阑尾的根部连于盲肠的三条结肠带汇集处，手术中沿三条结肠带向下追踪是寻找阑尾最可靠的办法。

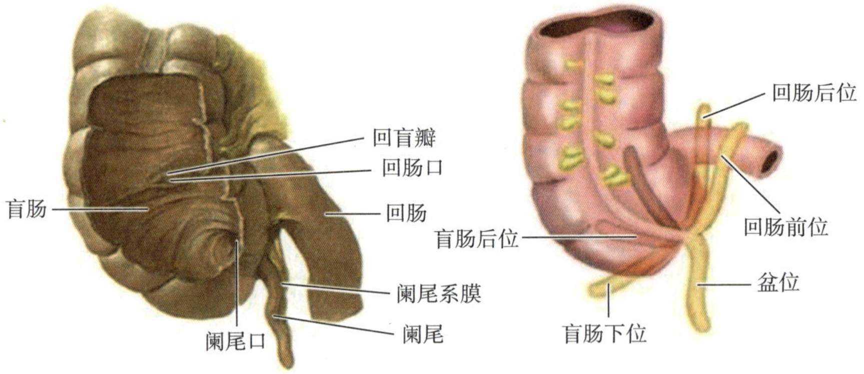

图 5-22　盲肠与阑尾

阑尾根部的体表投影通常在 McBurney 点，即脐与右髂前上棘连线的中、外 1/3 交点。有时也以 Lanz 点来确定，即左、右髂前上棘连线的右、中 1/3 交点。

（三）结肠

结肠（colon）在右髂窝内续于盲肠，整个结肠呈“M”状框将小肠包围在框内，在第3骶椎平面续直肠。结肠的肠管直径在起始端粗，达6cm，但在末端仅为2～3cm。结肠全程分四部，即升结肠、横结肠、降结肠和乙状结肠（图5-23）。

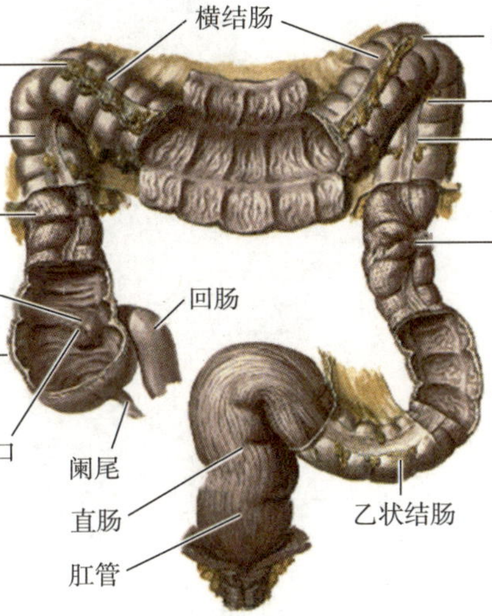

图5-23　结肠

1.升结肠　升结肠（ascending colon）于右髂窝续于盲肠，在右侧腹上升至肝右叶下方，后壁邻腰大肌和右肾，活动度小。

2.横结肠　横结肠（transverse colon）于肝右叶下方续升结肠，横行向左至脾和胰尾前方，横结肠与升结肠相续并转弯处称为结肠右曲，又称肝曲；其左端与降结肠相续的，转弯处称为结肠左曲，又称脾曲，后者较前者位置略高。横结肠有较长的系膜连于腹后壁，活动度较大，因此，中部常下垂至脐甚至于脐以下，个体差异较大。

3.降结肠　降结肠（descending colon）起自结肠左曲，在左侧沿左肾及左腰大肌前面下行，至左髂嵴处续乙状结肠，系膜短，活动度小。

4.乙状结肠　乙状结肠（sigmoid colon）自左髂嵴水平开始至第3骶椎平面止，呈“乙”字形弯曲，大部位于左髂窝内，有较长系膜连于盆壁，活动度较大。老年人易发生扭曲。

（四）直肠

直肠（rectum）位于小骨盆后部、骶骨的前方。于第3骶椎水平续于乙状结肠，全长10～14cm，于穿盆膈处续肛管。矢状面观，直肠有两个弯曲，即随骶骨凹向前的骶曲和绕尾骨尖处凹向后的会阴曲。直肠下部比较膨大，形成直肠壶腹，其肠腔面存在3个半月形的直肠横襞（瓣），是由黏膜及环行肌构成的，中间的直肠横襞最恒定且最大，位于直肠右壁，距离肛门7cm，上、下两个横襞一般位于左壁，有时下方有一个缺如（图5-24）。

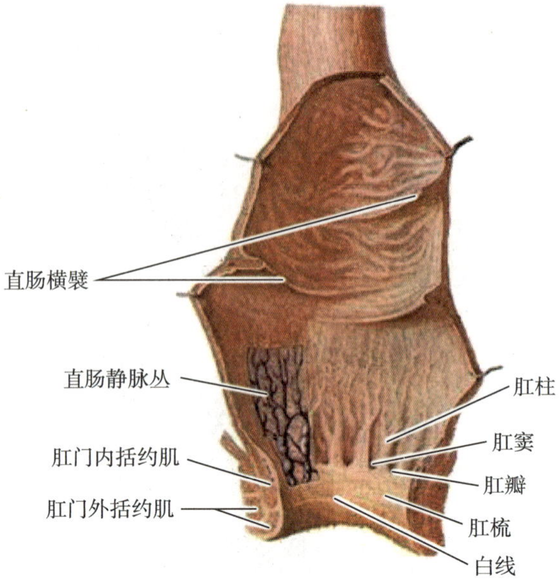

图 5-24　直肠和肛管

七、肛管

肛管（anal canal）于盆膈平面续于直肠，长约4cm，其末端为肛门，生理功能主要是控制排便（图5-24）。肛管内面有6～10条纵形黏膜皱襞，称为肛柱（anal columns）。肛柱下端借半月形的肛瓣（anal valves）相连。肛瓣、肛柱下端与肠壁间的小隐窝称为肛窦（anal sinus），开口向上，易积聚粪便。肠壁内的肛腺开口于肛窦，易发生逆行感染，引起肛窦炎。

肛柱下端、肛瓣基部相互连接成一条锯齿状环行线，称齿状线（dentate line），由胚胎期肛膜破裂而形成。由于齿状线上、下胚层发生不一样，故两者的被覆上皮、动脉来源、静脉回流、神经分布均不相同。

齿状线的下方，由于肛门括约肌的收缩而形成微凸的环形肛梳，皮肤轻度角化，深部有静脉丛。活体上在肛门上方约1cm处可见到一条浅蓝色的环形线，称肛白线，其位置相当于肛门内、外括约肌相交处。

肛门为肛管的下口，为一前后纵行的裂孔。周围皮肤富含色素，色泽暗褐，肛周腺（汗腺）及皮脂腺丰富。成年男性还有肛毛。

环绕肛管周围的肌称肛门括约肌（anal sphincter）（图5-24），有内括约肌和外括约肌之分。内括约肌属平滑肌，是肠壁环形肌的增厚，控制排便作用不大。肛门外括约肌为横纹肌，处于内括约肌的外面。根据肌纤维的所在部位，分为三部。皮下部，为肛周皮下的环形肌束，括约作用不强，必要时可以切断；浅部，为围绕肛管下端的椭圆形肌束，向前附于会阴中心腱，向后附于尾骨尖；深部，为浅部上方的环形肌束。肛提肌属盆膈肌，其中耻骨直肠肌对肛管有重要的括约作用。

肛门内括约肌、肛门外括约肌的浅、深部以及肛提肌的耻骨直肠肌共同构成肛管直肠环（anorectal ring），对肛管起重要的括约作用，一旦被切断将引起大便失禁。

【临床常见疾病】

<table>
<tr><th>常见疾病</th><th>特点</th><th>临床表现</th><th>特殊表现</th></tr>
<tr><td>胃溃疡</td><td>胃溃疡多发生在胃小弯，以胃角多见。胃窦部与胃体也可见，胃大弯、胃底少见</td><td>胃溃疡腹痛多于进餐后0.5~1小时开始，持续1~2小时后消失。进食后疼痛不能缓解，有时反而加重，服用抗酸药物疗效不明显。腹痛的节律性不如十二指肠溃疡明显。压痛点位于剑突与脐间的正中线或略偏左。胃溃疡经抗酸治疗后容易复发。除易发生大出血、急性穿孔等严重并发症外，约有5%胃溃疡发生恶变</td><td rowspan="2">典型的胃十二指肠溃疡呈圆形或椭圆形，可深达黏膜下层。若溃疡向深层侵蚀，可引起出血或穿孔。幽门处较大溃疡愈合后形成瘢痕可导致幽门梗阻。根据发生的部位和胃酸的分泌量，胃溃疡可分为4型：Ⅰ型最为常见，占50%~60%；低胃酸，溃疡位于胃小弯角切迹附近；Ⅱ型，约占20%，高胃酸，胃溃疡合并十二指肠溃疡；Ⅲ型，约占20%，高胃酸，溃疡位于幽门管或幽门前；Ⅴ型，约占5%，低胃酸，溃疡位于胃上部1/3胃小弯高位接近贲门处，常为穿透性溃疡，易发出血或穿孔</td></tr>
<tr><td>十二指肠溃疡</td><td>十二指肠溃疡主要发生在球部，球部以下的溃疡称为球后溃疡</td><td>上腹部或剑突下烧灼痛或钝痛，主要为餐后延迟痛（餐后3~4小时）、饥饿痛或夜间痛，服用抗酸药物或进食能使疼痛缓解或停止。脐部偏右上方可有压痛。腹痛具有周期性发作的特点，秋冬季或冬春季好发。十二指肠溃疡每次发作时，症状持续数周后缓解，间歇1~2个月再发。若缓解期缩短，发作期延长，腹痛程度加重，则提示溃疡病变加重</td></tr>
</table>

【知识运用】

患者，男，45岁。因反复上腹部烧灼痛8年，再发加重6小时入院。患者8年来常有空腹或夜间上腹部烧灼痛，进食后疼痛减轻，近来自觉症状加重。6小时前于晚餐后突发上腹剧痛，迅速波及全腹，伴恶心、呕吐。

既往无药物过敏史，无肝炎、肺结核、糖尿病、高血压病史。

查体：T 37.8℃，P 80次/分，R 19次/分，BP 95/75mmHg。发育正常，营养中等，神志清楚。腹式呼吸消失，全腹有肌紧张、压痛和反跳痛，以上腹明显。叩诊肝浊音界消失，移动性浊音（+）。听诊肠鸣音消失。

问题1 ______________________________

解决方案 ______________________________

____

问题2 ______________________________

解决方案 ______________________________

问题3 ______

解决方案 ______

【课后任务】

思政元素：在护理患者的过程中认真、细心；并有慎独的工作作风。

思政元素

【目标检测】

下列不属于胃黏膜的防御修复因素的是

A.上皮前的黏液和碳酸氢盐　　B.上皮细胞

C.前列腺素E　　D.胃黏膜丰富的血流

E.胃蛋白酶

参考答案

（孙　静）

第二节　肝与肝硬化

PPT（1）　PPT（2）　微课

学习目标

知识目标

熟练掌握肝脏的解剖结构、解剖特点及肝脏血液循环通路。

技能目标

1.能够分析肝硬化的发病基础。

2.能够指导患者进行疾病的预防。

素质目标

关爱肝硬化患者，防治肝脏疾病。

【任务导入】

患者，男，63岁。因腹胀、尿少、腹泻3天入院。患者3天前无明显诱因下出现腹泻，大便呈稀水样便，每日5~6次，每次30ml，无腹痛及发热，无呕吐，腹胀感加剧，尿少，每日尿量约300ml，伴双下肢中度水肿。患者既往有乙肝病史15年，确诊乙肝后肝硬化10年，发现腹水2年，长期口服利尿剂，腹水反复发生，曾多次住院治疗，好转后出院。既往无肾病史，有吸烟史20余年。

查体：T 36.7℃，P 78次/分，R 22次/分，BP 90/62mmHg。患者平车推入病房内，神志清楚，精神差，面色灰暗，皮肤巩膜黄染，浅表淋巴结未及，全腹软，腹部膨隆，腹壁静脉曲张，可见蜘蛛痣和肝掌，肝肋下未及，脾肋下2cm，质中，无压痛，腹部移动性浊音（++），双下肢中度水肿。尾骶部有一2cm × 3cm大小的皮肤破损，创面有少许渗液，周围皮肤发红。

辅助检查：肝功能示白蛋白23g/L，球蛋白41g/L，总胆红素271 μmol/L，直接胆红素181.3 μmo1/L，电解质、肾功能正常。腹部B超示肝硬化，大量腹水。

讨论：

（1）肝脏的解剖特点有哪些？

（2）肝脏的常见疾病有哪些？

（3）引起肝硬化的原因有哪些？

（4）简述肝硬化患者的血液循环通路及由此引起的临床表现与并发症。

【理论知识】

一、肝脏的解剖结构

肝（liver）是人体内最大的腺体，是机体新陈代谢最活跃的器官，参与蛋白质、脂类、糖类和维生素等物质的合成、转化与分解代谢以及非营养性物质（激素、药物、毒物）等的生物转化作用，具有分泌胆汁及吞噬防御功能。胚胎期，肝为造血器官之一。

我国成年人肝的重量，男性1154 ~ 1447g，女性1029 ~ 1379g，相当于体重的1/50 ~ 1/40；胎儿和新生儿肝的体积相对较大，重量可达体重的1/20 ~ 1/16。成人肝的长（左右径）、宽（上下径）、厚（前后径）约为258mm × 152mm × 58mm。

二、肝的形态

肝外观呈楔形，右端圆而钝厚，左端扁薄，可分为膈（上）面、脏（下）面及前、后、左、右四缘。

（一）膈面

膈面（diaphragmatic surface）：肝上面隆凸，与膈穹隆一致并相邻接（图5-25）。借膈与右侧胸膜腔及肺组织毗邻，所以肝上部的囊肿和脓肿向上侵蚀，与膈粘连并经此溃破，可破入右侧胸膜腔，引起右胸膜腔炎症和积脓；若是侵入了肺组织，则其内容物可进至支气管腔内并咳出。

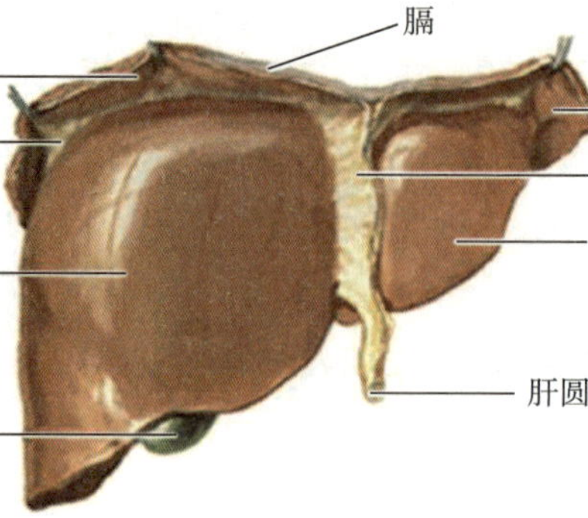

图 5-25　肝（膈面）

（二）脏面

脏面（visceral surface）肝下面朝向后下方，与腹腔器官相邻，故称脏面。此面由于邻近器官的挤压，而呈现凹凸不平的“压迹”。肝下面最突出的结构是该面中部有一不规则的“H”形沟，其中部的横沟介于方叶和尾叶之间称为肝门（porta hepatis）。肝门是肝固有动脉左、右支，肝门静脉左、右支，肝左、右管，淋巴管和肝的神经丛出入之处。主要结构的排列关系为肝管在前，肝固有动脉居中，肝门静脉在后。横沟左、右端各有一矢状位的纵沟，左侧者为左纵沟，右侧者为右纵沟。左侧纵沟窄而较深，其前部有肝圆韧带（ligamentum teres hepatis），后部容纳静脉韧带（venous ligament）。肝圆韧带由胎儿时期脐静脉闭锁而成，静脉韧带为胎儿时期静脉导管的遗迹。右纵沟宽而浅，其前半部为一浅窝，称胆囊窝（fossa for gallbladder），容纳胆囊；后半部较为宽阔，有下腔静脉经过，故名腔静脉沟（sulcus for vena cava）。腔静脉沟上段处有左、中、右三条肝静脉和若干条肝小静脉经此出肝注入下腔静脉，称第二肝门。腔静脉沟下段，下腔静脉接受来自尾状叶的小静脉及右半肝脏面的静脉，统称为肝短静脉；肝短静脉出肝处称第三肝门。肝的脏面借“H”形沟分为四叶，左纵沟左侧为左叶，右纵沟右侧为右叶，左、右纵沟之间，肝门前方部分为方叶，肝门后方部分为尾状叶（图5-26）。

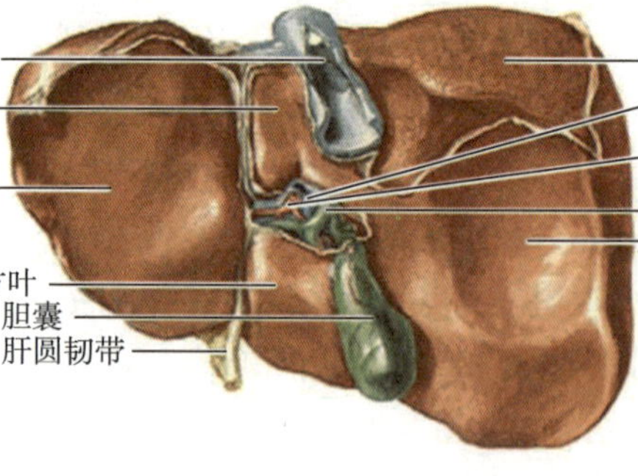

图 5-26　肝（脏面）

（三）肝的各缘

前缘（anterior border）为膈面与脏面前部相交的缘，此缘锐薄，有两个切迹，左侧者为肝圆韧带切迹，右侧者为胆囊切迹。后缘（posterior margin），此缘钝圆，朝向脊柱，有与脊柱相对的凹陷。左缘（left margin），肝左叶的左缘，较锐薄，左后端肝实质逐步消失，移行为纤维索。右缘（right margin），肝右叶的右下缘，钝圆，其最低点在腋中线处约平第10肋处。

三、肝的位置和毗邻

肝大部分位于右季肋区和腹上区，小部分位于左季肋区，为肋弓所掩盖，仅在腹上区左右肋弓间露出小部分，并直接接触腹前壁。肝的位置可随呼吸时膈的运动、内脏活动及体位的改变而有移动。

肝的体表投影：肝上界与膈穹隆一致，肝下界与肝前缘一致。右界与上界起自右腋中线肋弓最低点（第10肋），沿胸侧壁上行至第7肋连于上界，经右锁骨中线与第5肋交点至剑胸结合，再连至左锁骨中线第5肋间隙交点稍内侧。下界起自右肋弓最低点，沿右肋弓下缘向左上，至第8、9肋软骨结合处离开右肋弓，斜行至左侧第7、8肋软骨结合处，连上界左端。在成人腹上区，肝下缘可在剑突下3～5cm范围内触及，但在右肋弓下一般不能触及。新生儿与幼儿的肝下缘位置较低，可在右肋弓下触及。

四、肝分叶和分段

根据肝内管道结构的生理功能和解剖分布特点，以肝门静脉、肝固有动脉和肝管三者伴行的Glisson系统为依据，结合肝静脉三大支主干及主要属支分别穿行于肝门静脉分支之间，其经过之处正相当于肝门静脉分支分布的间隙。这种形态学上的分布情况正是肝脏分叶、分段的良好标志。

依据Glisson系统在肝内的分布情况，将肝分为左、右半肝，右半肝分为肝右前叶和右后叶，左半肝分为肝左外侧叶和内侧叶。肝右后叶和肝左外侧叶各分为上、两段；尾状叶分为左、右两半，分别属于左叶和右叶。从而将肝脏概括分为2半、5叶及6段（图5-27）。

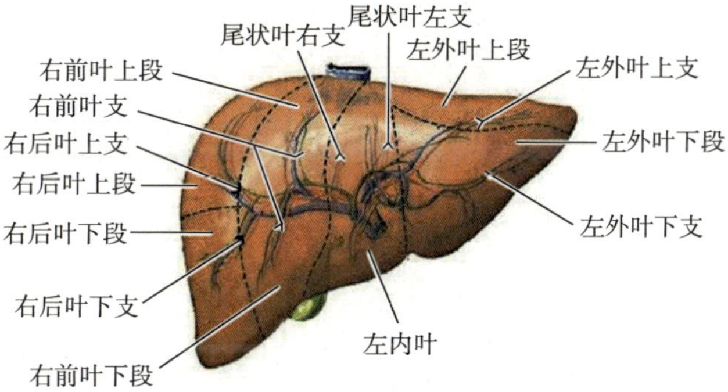

图 5-27　Glisson 系统及肝分段

五、肝血管

肝的血管包括入肝血管和出肝血管两套体系，即肝门静脉和肝固有动脉体系；肝静脉体系。两者在肝内呈相嵌配布。肝的血液供应有肝动脉和门静脉。肝血供的1/4来自肝动脉，主要供给氧气，是肝的营养血管；门静脉是肝的功能血管，肝血供的3/4来自于门静脉。肝的血液循环途径如下：

肝门静脉→小叶间静脉 }
肝固有动脉→小叶间动脉 } 肝血窦→中央静脉→小叶下静脉→肝静脉→下腔静脉

六、肝移植

肝移植（liver transplantation）已成为挽救进行性肝病患者的重要手段，是在大量的实验基础上发展起来的。1991年著名肝外科专家Foster说：全肝切除，同时进行肝移植，无论在技术上还是生理上可能是最困难的手术。肝移植包括供体的肝切除及受体移植手术。为进行这种手术对有关肝脏的解剖学知识进行全面了解是非常必要的。

【临床常见疾病】

	常见疾病	特点	临床表现	其他
肝脏疾病	肝炎	由多种肝炎病毒引起的常见传染病，具有传染性强、传播途径复杂、流行面广泛，发病率较高等特点	病毒性肝炎是由肝炎病引起的传染病，主要症状为乏力、食欲不振、肝功能异常，部分患者可有发热及黄疸等，有的病程迁延或反复发作成为慢性	少数人发展成为重症肝炎，重症肝炎病情凶险，死亡率高，死亡原因主要为肝昏迷，肝功能衰竭，电解质紊乱及继发性感染。病毒性肝炎可分为甲、乙、丙、丁、戊五种类型，各型之间无交叉免疫，可同时或先后感染，混合感染或重叠感染，使症状加重，甲型病毒性肝炎和戊型病毒性肝炎以粪-口传播为主，常见发热、黄疸，呈急性经过，罕见迁延成慢性；乙型病毒性肝炎和丙型病毒性肝炎，多经输血或血制品以及密切接触传播，易迁延发展成慢性，甚至肝硬化，已证实乙型肝炎病毒感染与肝癌有一定关系；丁型病毒性肝炎需依赖于乙型肝炎病毒而存在并复制，常与乙型肝炎病毒呈混合感染或在乙型肝炎病毒阳性的慢性乙肝病程中重叠感染

续表

	常见疾病	特点	临床表现	其他
肝脏疾病	肝硬化	肝硬化（hepatic sclerosis）是临床常见的慢性进行性肝病，由一种或多种病因长期或反复作用形成的弥漫性肝损害。病理组织学上有广泛的肝细胞坏死、残存肝细胞结节性再生，结缔组织增生与纤维隔形成，导致肝小叶结构破坏和假小叶形成，肝脏逐渐变形，变硬而发展为肝硬化。临床上以肝功能损害和门脉高压症为主要表现，并有多系统受累，晚期常出现上消化道出血、肝性脑病，继发性感染等并发症	1.一般症状：疲倦乏力 2.消化道症状：常有食欲不振或伴有恶心，呕吐，腹胀，腹泻等症状，与肝功能障碍和门静脉高压，使胃肠道阻性充血而分泌与吸收功能发生紊乱所致，晚期出现腹水或消化道出血 3.营养不良的表现 4.血液系统表现 5.呼吸系统表现 6.皮肤表现可有黄疸，血胆红素多在17.1～51.3μmol/L以下，可能由于溶血引起，但多数因肝细胞功能障碍对胆红素不能摄取或不能结合而排泄等所致，若肝细胞有炎症坏死，黄疸加深，可达68.4～85.5μmol/L以上，甚至达342.0μmol/L 7.内分泌系统：女性月经紊乱，男性性欲减退、阳痿、睾丸萎缩及男乳女化 8.糖代谢：肝硬化合并糖尿病患者血糖比非肝硬化者血糖高，肝功能损害严重时还可出现低血糖，进食可缓解 9.电解质代谢 10.肝脾情况 11.腹水 12.胸腔积液 13.神经精神症状	肝硬化的形成和发展过程多数是缓慢的（除急性重症型，亚重症型肝炎短期内即发生肝硬化外），肝脏再生能力很强，有较大的代偿能力，也往往有一个相当长的代偿期，如及时发现代偿期的肝硬化，控制病程的进展，有可能使患者长期处于代偿阶段 1.代偿期（早期或隐性期）：临床无明显表现，甚至无任何不适，如常人，在健康检查或因其他疾病行剖腹手术时偶被发现，或因突然消化道出血以及腹腔检查，死后尸解被发现，此期可有不甚明显的食欲不振、恶心、腹胀、大便不成形等消化系统症状，也可有肝区痛、消瘦、乏力等一般症状，体格检查可发现蜘蛛痣、肝掌、肝脾大且质较硬。一般无压痛，肝功能检查可在正常范围内或仅有轻度异常，多见于小结节性肝硬化，进展缓慢，最后进入失代偿期出现呕血或腹水等并发症 2.失代偿期（晚期）：表现为肝硬化的各种症状及体征，常有各种并发症出现，如腹水、呕血、黄疸、肝性脑病等，肝功能检查呈现明显异常，多见于大结节性肝硬化，病变持续进展，最终导致肝功能衰竭

续表

	常见疾病	特点	临床表现	其他
肝脏疾病	肝癌	原发性肝癌的临床病象极不典型，其症状一般多不明显，特别是在病程早期。通常5cm以下小肝癌70%左右无症状，无症状的亚临床肝癌亦70%左右为小肝癌。症状一旦出现，说明肿瘤已经较大，其病势的进展则一般多很迅速，通常在数周内即呈现恶病质，往往在几个月至1年内即衰竭死亡	1.症状：主要表现在全身和消化系统两个方面。60%~80%患者有身体消瘦、食欲减退、肝区疼痛及局部肿块等症状。其次如乏力、腹胀、发热、腹泻等亦较常见，30%~50%的患者有此现象；而黄疸和腹水则较国外报道者少，仅约20%的患者有此症状。此外还可以有恶心、呕吐、水肿、皮肤或黏膜出血、呕血及便血等症状 2.体征：患者入院时约半数有明显的慢性病容（少数可呈急性病容）。阳性体征中以肝大最具特征：几乎每个病例都有肝大，一般在肋下5～10cm，少数可达脐平面以下。有时于右上腹或中上腹可见饱满或隆起，扪之有大小不等的结节（或肿块）存在于肝脏表面，质多坚硬，并伴有各种程度的压痛和腹肌痉挛，有时局部体征极似肝脓肿。惟当腹内有大量腹水或血腹和广泛性的腹膜转移时，可使肝脏的检查发生困难，而上述的体征就不明显。约1/3的患者伴有脾脏肿大，多数仅恰可扪及，少数亦可显著肿大至脐部以下。20%的患者有黄疸，大多为轻中度。其余肝硬化的体征如腹水、腹壁静脉曲张、蜘蛛痣及皮肤黏膜出血等时亦能发现；其中腹水尤属常见，约40%患者可能有之	根据患者的年龄不同、病变类型各异、是否并有肝硬化等其他病变亦不一定，故总的临床表现亦可以有很大差别。一般患者可以分为4个类型。 1.肝硬化型：患者原有肝硬化症状，但近期出现肝区疼痛、肝大、肝功能衰退等现象；或者患者新近发生类似肝硬化的症状如食欲减退、贫血清瘦、腹水、黄疸等，而肝脏的肿大则不明显 2.肝脓肿型：患者有明显的肝脏肿大，且有显著的肝区疼痛，发展迅速和伴有发热及继发性贫血现象，极似肝脏的单发性脓肿 3.肝肿瘤型：此型较典型，患者本属健康而突然出现肝大及其他症状，无疑为一种恶性肿瘤 4.癌转移型：临床上仅有癌肿远处转移之表现，而原发病灶不显著，不能区别是肝癌或其他癌肿；即使肝大者亦往往不能鉴别是原发性还是继发性的肝癌

【知识运用】

患者，男，62岁。于2019年1月9日以“发现肝硬化2个月余，脾切除术后1个月余，黑便7天”为主诉平诊入院。患者2个月前因进食馍干后出现呕血，约30ml。1个月前至医院行脾切手术未出现明显不适。7天前突然出现黑便，伴腹痛、反酸、胃灼热，偶伴恶心，无心慌、胸闷、呕吐等不适。今为进一步治疗来院就诊。发病入院以来神志清，精神状态一般，食欲较差，睡眠一般，大便如上述，小便正常，体力情况一般，T 36.5℃，P 80次/分，R 20次/分，BP 130/80mmHg。

问题1 ________________________________

解决方案 ________________________________

____

____

问题2 ________________________________

解决方案 ________________________________

____

____

问题3 ________________________________

解决方案 ________________________________

____

____

【课后任务】

思政元素：关爱肝硬化患者，防治肝脏疾病

思政元素

【目标检测】

1.我国肝硬化最常见的病因是

A.慢性酒精中毒　B.乙型病毒性肝炎　C.自身免疫性肝炎

D.丙型病毒性肝炎　E.药物中毒

2.肝硬变时，门静脉高压可引起

A.男性乳腺发育　B.食管静脉曲张　C.氨中毒

D.凝血因子减少　E.黄疸

3.关于肝硬化腹水形成的因素，不正确的是

A.门静脉压力增高　B.原发性醛固酮增多　C.低白蛋白血症

D.肝淋巴液生成过多　E.抗利尿激素分泌过多

参考答案

（孙　静）

第三节 PBL实训案例

学习目标

知识目标

1. 掌握消化系统的结构。
2. 了解呕吐发生的机制。

技能目标

1. 能够分析引起呕吐的原因。
2. 能够分析呕吐引起的一些并发症。

第一部分

在医院内，妈妈看着女儿消瘦的脸，心酸涌上心头：半年前女儿开始呕吐，多在饭后2小时发生，能把吃的饭吐掉一半，吐完口中还有苦味。曾带她到当地的医院看过多次。医生有时说是“胃炎”，有时说是“肝炎”，药吃了不少，但并未好转，而且越来越瘦。医院做了头颅CT检查，说有“脑萎缩”，但也没给出个明确的结果。现在叶叶爸爸历尽艰辛，排队、看病、办手续，直到下午终于住到了病房。虽然是走廊上加的床，但总算是有了着落，能进一步诊治了。测得：体温36.8℃，脉搏85次1分，呼吸20次/分，血压94/60mmHg，体重15.5kg，身高110cm。体检：神志清醒，消瘦，精神欠佳；浅表淋巴结无肿大。眼球运动正常，瞳孔光反射灵敏。肺部未闻及啰音，心音有力，无杂音。腹部皮下脂肪约0.3cm，腹软，可见胃型，未见肠型；肝脾不大，Murphy征(–)，肠鸣音弱。四肢肌力四级，肌张力下降，膝反射未引出，病理征(–)。

1.主要讨论要点

(1)肠鸣音减弱的原因有哪些？

(2)什么是胃型？为什么可以看到胃型？

(3)低钾血症出现原因与诊断标准分别是什么？

2.发现问题

(1)呕吐发生机制与病因分别是什么？

(2)呕吐需要与哪些疾病鉴别诊断？

(3)低钾血症的临床表现有哪些？

(4)对儿童的人文关怀体现在哪些方面？

第二部分

各项检查结果出来了，血常规：WBC12.0 × 10^9/L，RBC4 × 10^{12}/，LHb112g/L，N63%。

肝肾功能：TB 20.1 μmol/L，DB 4.1 μmol/L，ALT 151U/L；LAST 131U/L，ALB 41.0g/L，GLB 31.0g/L，BUN 6.17mmol/L。电解质（mmol/L）：检查：钠122，钾2.3，氯67.9，钙2.5。

血气分析：pH7.60，$PaCO_2$ 46.0mmHg，PaO_2 95.0mmHg，HCO_3^- 37.0mmol/L。肝胆胰B超示无明显异常。ECG示T波低平，可见U波。消化道钡检查见十二指肠水平段及升段远端不完全性梗阻。仔细分析结果后，儿外科医生诊断为：十二指肠梗阻。需转小儿外科，手术后就不会再吐了。虽然其父母不懂什么，但手术后孩子能不吐的消息仍然令他们十分高兴，于是转外科。

1.主要讨论要点

（1）钠、钾、氯降低，二氧化碳结合力升高的机制是什么？

（2）心电图示T 波低平，出现U波的机制是什么？

2.发现问题

（1）长期呕吐有哪些并发症？

（2）心电图表现说明什么问题？

（3）钡餐检查说明什么问题？

（4）该患儿为什么误诊半年？

第三部分

该患儿转到了儿外科病房。医生、麻醉科医生与其父母术前谈话：该患儿的手术需要全麻，有可能发生麻醉意外；手术也存在大出血等风险，术后还可能出现肠粘连、肠梗阻、肠坏死、肠瘘、伤口感染、裂开等并发症。其实父母也没太听懂那么多医学术语，手术能治愈疾病，可风险这么大，出了问题怎么办？签不签字很纠结，可他们还是相信医生，爸爸终于签了知情同意书。手术中医生看到十二指肠水平段被压迫，肠管变细，近侧十二指肠及胃明显扩张。医生小心地松解了覆盖十二指肠的筋膜。过程非常顺利，手术成功！在焦急等待中的爸爸妈妈听到手术很成功，都异常激动。他们悬着的心终于放下了，看着刚刚下手术的医生，爸爸妈妈充满了感激之情。1周后，该患儿出院，再也不吐了，她开始向往着更加美好的未来。

1.主要讨论要点

（1）术前谈话内容包括哪些？

（2）手术并发症有哪些？如何预防？

2.发现问题

（1）低钾血症诊断标准是什么？

（2）碱中毒病因与诊断是什么？

（3）术前谈话内容及技巧有哪些？

（4）术后护理要点是什么？

反思日记：

（徐益荣　孔魏敏）

第六章　泌尿系统解剖与疾病

第一节　肾与肾脏损伤

PPT（1）　PPT（2）

学习目标

知识目标

1. 掌握肾的解剖结构及解剖特点。
2. 熟悉肾脏损伤类型及疾病的特点。

技能目标

1. 能够比较不同类型肾损伤临床特点。
2. 能够正确评估患者损伤并做好健康宣教。

素质目标

在工作中具备爱伤意识，关心体贴患者。

【任务导入】

患者，男，27岁。2小时前不慎从3米高处坠落，伤及右后腰肋处，伤后自觉腰腹部疼痛，急诊就医。查体：P 110次/分，BP 80/50mmHg，面色苍白，右侧上腹部略隆起，有压痛，轻度肌紧张，无反跳痛。

辅助检查：血常规示Hb 105g/L；尿常规示RBC（+++）；超声检查显示右肾轮廓不清，右肾周中度积液。

讨论

（1）泌尿系统的解剖特点是什么？

（2）泌尿系统常见损伤有哪些？

（3）引起泌尿损伤的原因有哪些？

（4）泌尿系统损伤患者的临床表现有哪些？

【理论知识】

一、肾

（一）位置与毗邻

1.位置 肾（kidney）位于脊柱的两侧，贴附于腹后壁。由于肝的存在，右肾低于左肾1~2cm（约半个椎体）。右肾上端平第12胸椎体上缘，下端平第3腰椎体上缘，左肾上端平第11胸椎体下缘，下端平第2腰椎体下缘。左侧第12肋斜过左肾后面的中部，右侧第12肋斜过右肾后面的上部。两肾肾门相对，上极相距稍近。肾门的体表投影：在腹前壁位于第9肋前端；在腹后壁位于第12肋下缘与竖脊肌外缘的交角处，此角称脊肋角或肾角。肾病变时，此处常有压痛或叩击痛。

肾的体表投影：在后正中线两侧2.5cm和7.5~8.5cm处各作两条垂线，通过第11胸椎和第3腰椎棘突各作一水平线，两肾即位于此纵、横标志线所组成的两个四边形内。当肾发生病变时，多在此四边形内有疼痛或肿块等异常表现（图6-1）。

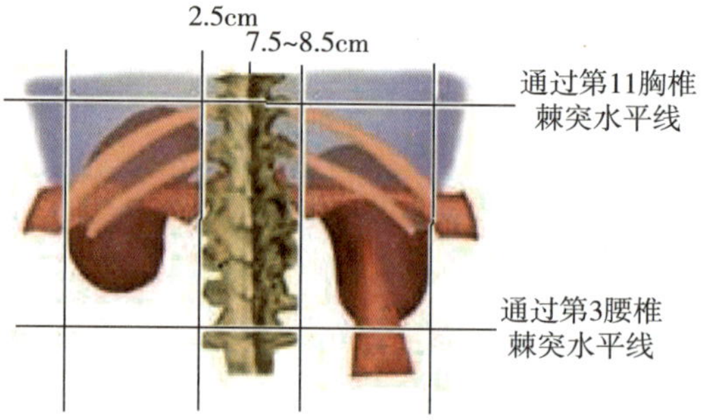

图6-1　肾的体表投影

2.毗邻 肾的上方隔疏松结缔组织与肾上腺相邻。两肾的内下方为肾盂和输尿管。左肾的内侧为腹主动脉，右肾的内侧为下腔静脉，两肾的内后方分别有左、右腰交感干。由于右肾邻近下腔静脉，故右肾肿瘤或炎症常侵及下腔静脉。右肾切除术时，需注意保护下腔静脉，以免造成难以控制的大出血。

左、右肾前方的毗邻不同。左肾的前面上部为胃后壁，中部有胰横过，下部为空肠袢及结肠左曲；右肾的上部前方为肝右叶，下部为结肠右曲，内侧部为十二指肠降部（图6-2）。行左肾切除术时，应注意勿伤及胰体和胰尾；行右肾手术时，要注意防止损伤十二指肠降部。

肾后面在第12肋以上部分与膈和胸膜腔相邻。当肾手术需切除第12肋时，要注意保护胸膜，以免损伤而导致气胸；在第12肋以下部分，除有肋下血管和神经外，自内侧向外侧为腰大肌及其前方的生殖股神经、腰方肌及其前方的髂腹下神经和髂腹股沟神经等（图6-3）。肾周炎或脓肿时，腰大肌受到刺激可发生痉挛，引起患侧下肢屈曲。

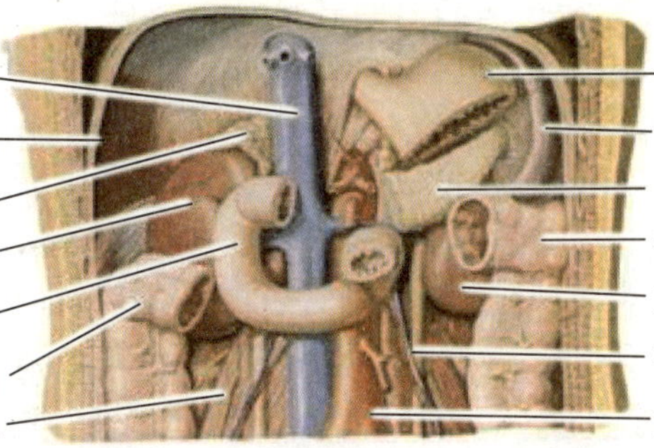

图 6-2 肾的毗邻（前面）

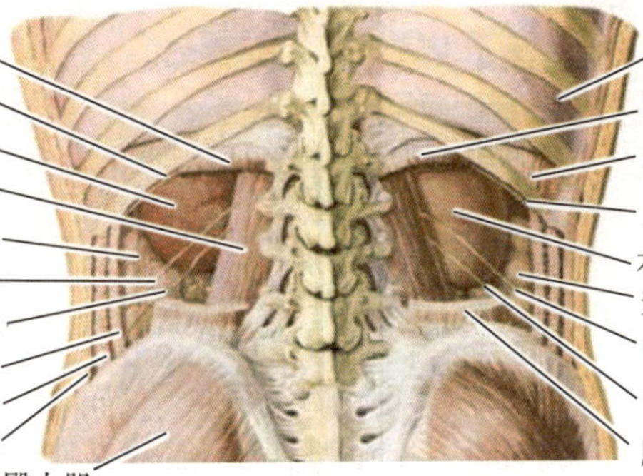

图 6-3 肾的毗邻（后面）

（二）肾门、肾窦和肾蒂

1.肾门 肾内侧缘中部凹陷处称为肾门（renal hilum），有肾血管、肾盂以及神经和淋巴管等出入。肾门的边缘称为肾唇，有前唇和后唇，具有一定的弹性。手术需分离肾门时，牵开前唇或后唇可扩大肾门，显露肾窦。

2.肾窦 由肾实质所围成的腔隙称肾窦（renal sinus），被肾血管、肾盂、肾大盏、肾小盏、神经、淋巴管和脂肪等占据，肾窦的出口为肾门。

3.肾蒂 由出入肾门的肾血管、肾盂、神经和淋巴管等结构组成。肾蒂（renal pedicle）内主要结构的排列规律是：由前向后为肾静脉、肾动脉和肾盂；由上向下为肾动脉、肾静脉和肾盂。

（三）肾血管与肾段

1.肾动脉和肾段 肾动脉（renal artery）多平对第1~2腰椎间盘高度，起自腹主动脉侧面，于肾静脉后上方横行向外，经肾门入肾。由于腹主动脉位置偏左，故右肾动脉较左侧的长，并经下腔静脉的后面右行入肾。肾动脉起始部的外径平均为0.77cm，肾动脉的支数多为1支（85.8%）和2支（12.57%），3~5支者（1.63%）少见。

肾动脉（一级支）入肾门之前，多分为前、后两干（二级支），由前、后干再分出段动脉（三级支）。在肾窦内，前干走行在肾盂的前方，发出上段动脉、上前段动脉、下前段动脉和下段动脉。后干走行在肾盂的后方，入肾后延续为后段动脉。每条段动脉均有独立供血区域：上段动脉供给肾上端，上前段动脉供给肾前面中、上部及相应肾后面外侧份，下前段动脉供给肾前面中、下部及相应肾后面外侧份，下段动脉供给肾下端；后段动脉供给肾后面的中间部分。每一段动脉所供给的肾实质区域称为肾段（renal segment）。因此，肾段共有5个，即上段、上前段、下前段、下段和后段（图6-4）。

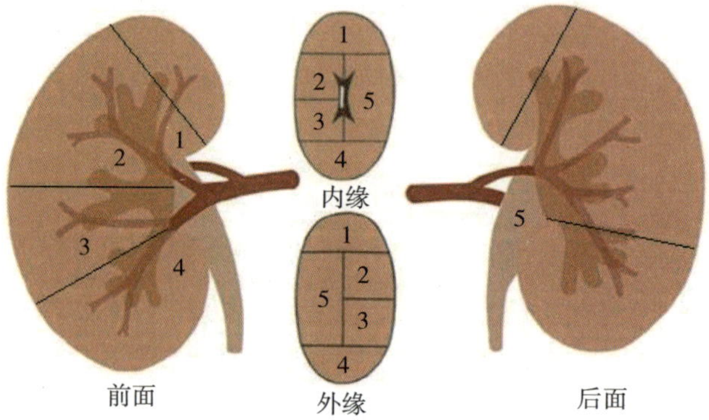

图6-4 肾段动脉

肾各段动脉之间无吻合，如某一动脉阻塞，血流受阻时，相应供血区域的肾实质可发生坏死。肾段的存在为肾局限性病变的定位及肾段或肾部分切除术提供了解剖学基础。

肾动脉的变异比较常见。不经肾门而在肾上端入肾的上段动脉称为上极动脉（upper polar artery），经肾下端入肾的下段动脉称为下极动脉（lower polar artery）。据统计，上、下极动脉的出现率约为28.7%，上极动脉比下极动脉多见。上、下极动脉可起自肾动脉（63%）、腹主动脉（30.6%）或腹主动脉与肾动脉起始部的交角处。

2. 肾静脉 肾内的静脉与肾内动脉不同，有广泛吻合，无节段性，结扎一支不影响血液回流。肾内静脉在肾窦内汇成2~3支，出肾门后则合为一干，行于肾动脉的前方，横行汇入下腔静脉。肾静脉（renal vein）多为1支，少数有2支或3支，多见于右侧。肾静脉的平均长度，左、右分别为6.47cm和2.75cm。

两侧肾静脉的属支不同。右肾静脉通常无肾外属支；而左肾静脉收纳左肾上腺静脉和左睾丸（卵巢）静脉的血液，其属支与周围静脉有吻合（图6-5）。肝门静脉高压症时，利用此解剖特点行大网膜包肾术，可建立门-腔静脉间的侧支循环，降低门静脉压力。约有半数以上的左肾静脉与左腰升静脉相连，经腰静脉与椎静脉丛和颅内静脉窦相通，因此左肾和睾丸的恶性肿瘤可经此途径向颅内转移。

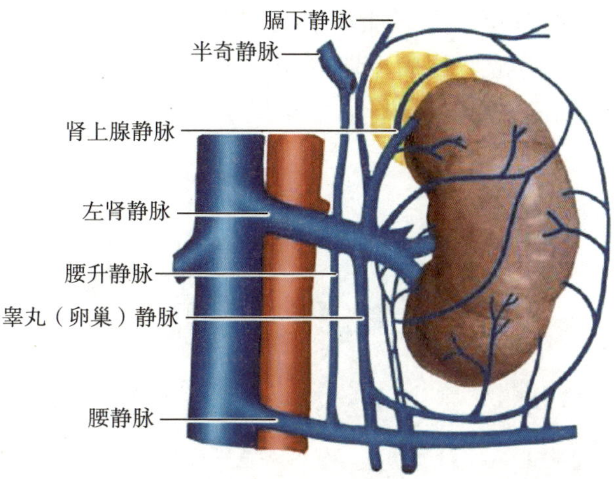

图 6-5　左肾静脉属支

（四）淋巴及神经

1.淋巴　肾内淋巴管分浅、深两组。浅组位于肾纤维膜深面，引流肾被膜及肾脂肪囊内的淋巴；深组位于肾内血管周围，引流肾实质内的淋巴。浅、深两组淋巴管相互吻合，在肾蒂处汇合成较粗的淋巴管，最后汇入腰淋巴结。其中右肾前部的集合淋巴管注入腔静脉前淋巴结、主动脉腔静脉间淋巴结及主动脉前淋巴结；右肾后部的集合淋巴管注入腔静脉后淋巴结。左肾前部的集合淋巴管注入主动脉前淋巴结及左肾动脉起始处的主动脉外侧淋巴结，左肾后部的集合淋巴管注入主动脉外侧淋巴结。肾癌时上述淋巴结可被累及。

2.神经　肾接受交感神经和副交感神经双重支配，同时有内脏感觉神经。交感神经和副交感神经皆来源于肾丛（位于肾动脉上方及其周围）。一般认为分布于肾内的神经主要是交感神经，副交感神经可能终止于肾盂平滑肌。

感觉神经随交感神经和副交感神经分支走行，由于经过肾丛，所以切除或封闭肾丛可消除肾疾病引起的疼痛。

（五）被膜

肾的被膜有三层，由浅向深依次为肾筋膜、脂肪囊和纤维囊（图6-6，图6-7）。

1.肾筋膜（renal fascia）　或称Gerota筋膜，质较坚韧，分为前、后两层（前层为肾前筋膜，后层为肾后筋膜），包绕肾和肾上腺。在肾的外侧缘，前、后两层筋膜相互融合，并与腹横筋膜相连接；在肾的内侧，肾前筋膜越过腹主动脉和下腔静脉的前方，与对侧的肾前筋膜相续。肾后筋膜与腰方肌和腰大肌筋膜汇合后，在内侧附于椎体和椎间盘。在肾的上方，两层肾筋膜在肾上腺的上方相融合，并与膈下筋膜相延续；在肾的下方，肾前筋膜向下消失于腹膜外筋膜中，肾后筋膜向下至髂嵴与髂筋膜愈着。由于肾前、后筋膜在肾下方互不融合，并向下与直肠后隙相通，因此可在骶骨前方作腹膜后注气造影。

肾筋膜发出许多纤维束，穿过脂肪囊与纤维囊相连，对肾有一定的固定作用。由于肾筋膜的下端完全开放，当腹壁肌薄弱、肾周围脂肪减少或有内脏下垂时，肾可向下移动，形成肾下垂或称游走肾。如果发生肾积脓或有肾周围炎时，脓液可沿肾筋膜向下蔓延。

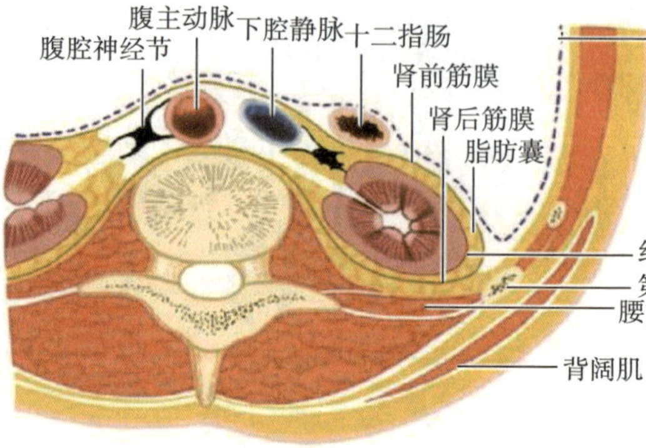

图 6-6　肾的被膜（横断面）

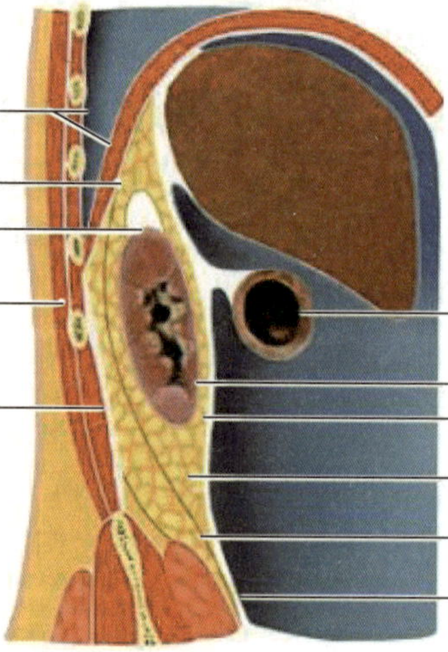

图 6-7　肾的被膜（纵断面）

2. 脂肪囊（adipose capsule） 又称肾床，为脂肪组织层，在肾的后面和边缘较为发达，成人可达2cm厚。脂肪囊有支持和保护肾的作用。肾囊封闭时药液即注入此脂肪囊内。由于该层为脂肪组织，易透过X线，在X线片可见肾的轮廓，对肾疾病的诊断有帮助。

3. 纤维囊（fibrous capsule） 又称纤维膜，为肾的固有膜，由致密结缔组织构成，质薄而坚韧，被覆于肾表面，有保护肾的作用。正常情况下，活体时纤维膜易从肾表面剥离，利用此特点可将肾固定于第12肋或腰大肌上，治疗肾下垂。肾部分切除或肾外伤时，应缝合纤维膜，以防肾实质撕裂。

二、输尿管

输尿管（ureter）左、右各一，位于腹膜后隙，脊柱两侧，是细长且富有弹性的管状器官。输尿管上端起自肾盂，下端终于膀胱，全长25~30cm。根据行程，输尿管可分为三部：①腹部（腰段），从肾盂与输尿管交界处至跨越髂血管处；②盆部（盆段），从跨越髂血管处至膀胱壁；③壁内部（膀胱壁段），斜穿膀胱壁，终于膀胱黏膜的输尿管口。

输尿管腹部长13~14cm，紧贴腰大肌前面向下内侧斜行，在腰大肌中点的稍下方有睾丸（卵巢）血管斜过其前方。输尿管腹部的体表投影在腹前壁与半月线相当，在腰部约在腰椎横突尖端的连线上。

输尿管腹部的上、下端分别是输尿管的第1、2狭窄部。肾盂与输尿管连接处的直径约0.2cm，跨越髂血管处直径约0.3cm；两者中间部分较粗，直径约0.6cm，输尿管的狭窄部是结石易嵌顿的部位。肾盂与输尿管连接处的狭窄性病变，是导致肾盂积水的重要病因之一。

输尿管变异比较少见。下腔静脉后输尿管容易发生输尿管梗阻，有时需要手术将其移至正常位置。双肾盂、双输尿管的行程及开口也有变异，如双输尿管开口于膀胱，可不引起生理功能障碍，但若其中一条输尿管开口于膀胱之外，特别在女性可开口于尿道外口附近或阴道内，因无括约肌控制，可致持续性尿漏（图6-8）。

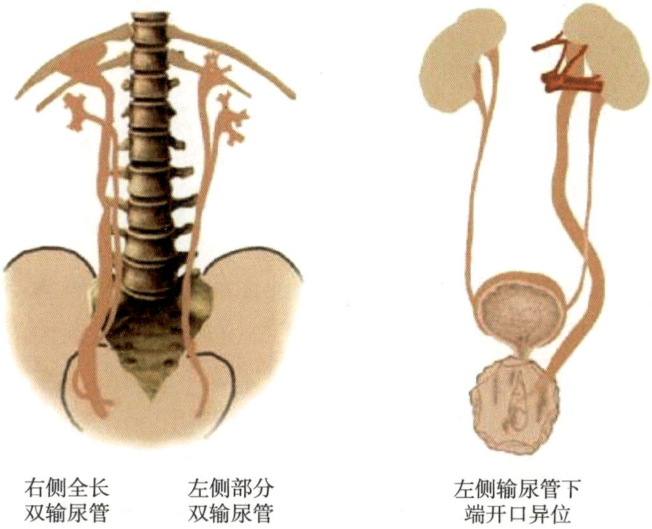

图6-8　输尿管

输尿管腹部的血液供应是多源性的：其上部由肾动脉和肾下极动脉的分支供应，下部由腹主动脉、睾丸（卵巢）动脉、第1腰动脉、髂总动脉和髂内动脉等分支供应（图6-9）。各条输尿管动脉到达输尿管内侧0.2~0.3cm处时，均分为升、降两支进入管壁。上下相邻的分支相互吻合，在输尿管的外膜层形成动脉网，并有小分支穿过肌层，在输尿管黏膜层形成毛细血管丛。由于输尿管腹部的不同部位血液来源不同和不恒定，且少数输尿管动脉的吻合支细小，故手术游离输尿管范围过大，可影响输尿管的血供，发生局部缺血坏死。由于动脉多来自输尿管腹部的内侧，故手术时应在输尿管的外侧游离。

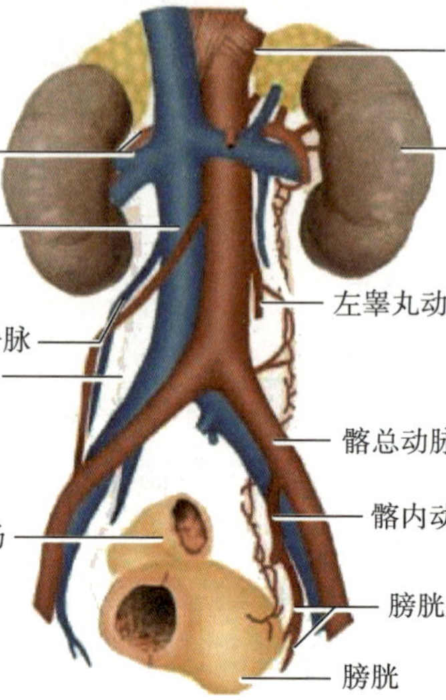

图 6-9 输尿管的动脉

输尿管腹部的静脉与动脉伴行，分别经肾静脉、睾丸（卵巢）静脉和髂总静脉等回流入下腔静脉。

三、肾上腺

肾上腺（adrenal gland）为成对的内分泌器官，位于脊柱的两侧，平第11胸椎高度，紧贴肾的上端，与肾一同包在肾筋膜内。左侧肾上腺为半月形，右侧为三角形，高约5cm，宽约3cm，厚为0.5~1cm，重5~7g。

左、右侧肾上腺的毗邻不同：左肾上腺前面的上部借网膜囊与胃后壁相邻，下部与胰尾和脾血管相邻，内侧缘接近腹主动脉，右肾上腺的前面为肝，前面的外上部无腹膜覆盖，直接与肝的裸区相邻，内侧缘紧邻下腔静脉。左、右肾上腺的后面均为膈。两侧肾上腺之间为腹腔丛。

肾上腺的动脉有上、中、下三支，分布于肾上腺的上、中、下三部（图6-10）。肾上腺上动脉发自膈下动脉；肾上腺中动脉发自腹主动脉；肾上腺下动脉发自肾动脉。这些动脉进入肾上腺后，在肾上腺被膜内形成丰富的吻合，并发出细小分支进入皮质和髓质。一部分在皮质和髓质内形成血窦，一部分在细胞索间吻合成网。皮质和髓质的血窦集合成中央静脉，穿出肾上腺即为肾上腺静脉。

左肾上腺静脉通常为1支，少数为2点，汇入左肾静脉，右肾上腺静脉通常只有1支汇入下腔静脉，少数汇入右膈下静脉、右肾静脉或副肝右静脉，个别可汇入肝右静脉。由于右肾上腺静脉很短，且多汇入下腔静脉的右后壁，故在右肾上腺切除术结扎肾上腺静脉时，应注意保护下腔静脉。

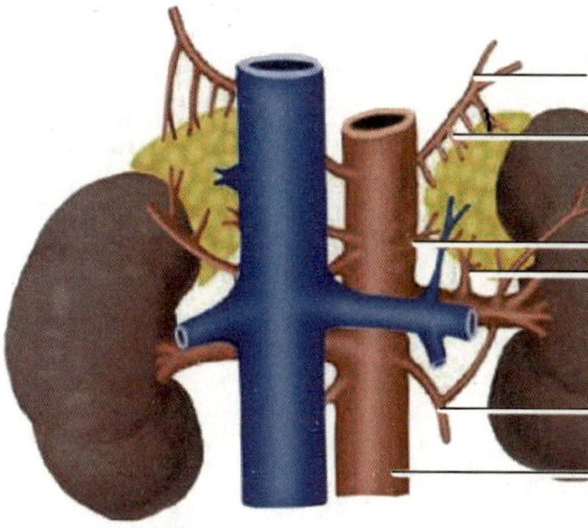

图 6-10　肾上腺的动脉

四、腹主动脉

腹主动脉（abdominal aorta）又称主动脉腹部，在第12胸椎下缘前方略偏左侧，经膈的主动脉裂孔进入腹膜后隙，沿脊柱的左前方下行，至第4腰椎下缘水平分为左、右髂总动脉。腹主动脉全长14~15cm，周径2.9~3.0cm。腹主动脉在腹前壁的体表投影：从胸骨颈静脉切迹至耻骨联合上缘连线的中点以上2.5cm处开始，向下至脐左下方2cm处，一条宽约2cm的带状区。腹主动脉下端在腹前壁的体表投影为两侧髂嵴最高点连线的中点。

腹主动脉的前面为胰、十二指肠水平部及小肠系膜根等；后面为第1~4腰椎及椎间盘；右侧为下腔静脉；左侧为左交感干腰部。腹主动脉周围还有腰淋巴结、腹腔淋巴结和神经丛等。

腹主动脉的分支分为脏支和壁支，脏支又分为不成对和成对两种（图6-11）。

（一）不成对的脏支

1.腹腔干（celiac trunk） 为一短干，平均长2.45cm，在膈的主动脉裂孔稍下方发自腹主动脉前壁，起点多在第1腰椎水平，少数在第1腰椎以上。其分支有变异，但以分出肝总动脉、脾动脉和胃左动脉为多。

2.肠系膜上动脉（superior mesenteric artery） 在腹腔干的稍下方发自腹主动脉前壁，起点多在第1腰椎水平。经胰颈与十二指肠水平部之间进入肠系膜根，呈弓状行至右髂窝。

3.肠系膜下动脉（inferior mesenteric artery） 在第3腰椎水平发自腹主动脉前壁，在腹后壁腹膜深面行向左下方，经乙状结肠系膜进入盆腔，最后移行为直肠上动脉。

（二）成对的脏支

1.肾上腺中动脉（middle suprarenal artery） 在肾动脉上方平第1腰椎高度，起自腹主动脉侧壁，向外侧经膈的内侧脚至肾上腺中部。

2. 肾动脉（renal artery） 多在第2腰椎平面、肠系膜上动脉起点稍下方发自腹主动脉的侧壁。左肾动脉较右肾动脉短，平均长度分别为2.62cm和3.49cm。两肾动脉的外径平均为0.77cm。

3. 睾丸（卵巢）动脉［testicular（ovarian）artery］ 在肾动脉起点平面稍下方，起自腹主动脉的前外侧壁，下行一段距离后与同名静脉伴行，在腹膜后隙内斜向外下方，越过输尿管前方，在腰大肌前面下行。睾丸动脉经腹股沟管深环入腹股沟管随精索下行，分布至睾丸；卵巢动脉在小骨盆上缘处经卵巢悬韧带，分布于卵巢。

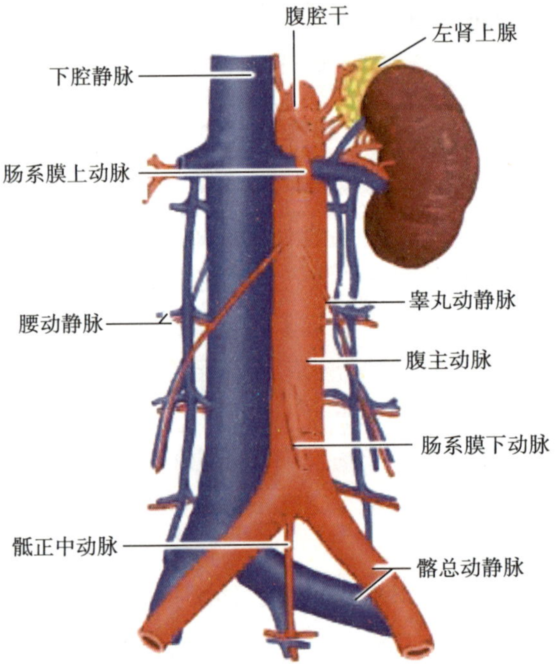

图 6-11 腹膜后隙的血管

（三）壁支

1. 膈下动脉（inferior phrenic artery） 为1对，在膈主动脉裂孔处，由腹主动脉的起始处发出，行向上分布于膈。

2. 腰动脉（lumbar arteries） 通常为4对，由腹主动脉后壁的两侧发出，向外侧横行，分别经第1~4腰椎体中部的前面或侧面，与腰静脉伴行。在腰大肌的内侧缘发出背侧支和腹侧支。背侧支分布到背部的诸肌和皮肤以及脊柱，腹侧支分布至腹壁，与腹前外侧壁其他的血管吻合。

3. 骶正中动脉（media sacral artery） 为1支，多起自腹主动脉分叉处的后上方0.2~0.3cm处，经第4~5腰椎、骶骨及尾骨的前面下行，并向两侧发出腰最下动脉（又称第5腰动脉），贴第5腰椎体走向外侧，供血到邻近组织。

五、下腔静脉

下腔静脉（inferior vena cava）由左、右髂总静脉汇合而成，汇合部位多平第5腰椎（68.2%），少数平第4腰椎（31.8%）。下腔静脉收集下肢、盆部和腹部的静脉血。下腔静脉在脊柱的右前方，沿腹主动脉的右侧上行，经肝的腔静脉沟，穿膈的腔静脉孔，最后开口于右心房。

下腔静脉的前面为肝、胰头、十二指肠水平部以及右睾丸（卵巢）动脉和小肠系膜根；后面为右膈脚、第1~4腰椎、右腰交感干和腹主动脉的壁支；右侧与腰大肌、右肾和右肾上腺相邻；左侧为腹主动脉。

下腔静脉的属支有髂总静脉、右睾丸（卵巢）静脉、肾静脉、右肾上腺静脉，肝静脉、膈下静脉和腰静脉、大部分属支与同名动脉伴行（图6-12）。

膈下静脉与同名动脉伴行，收集膈和肾上腺的静脉血液。

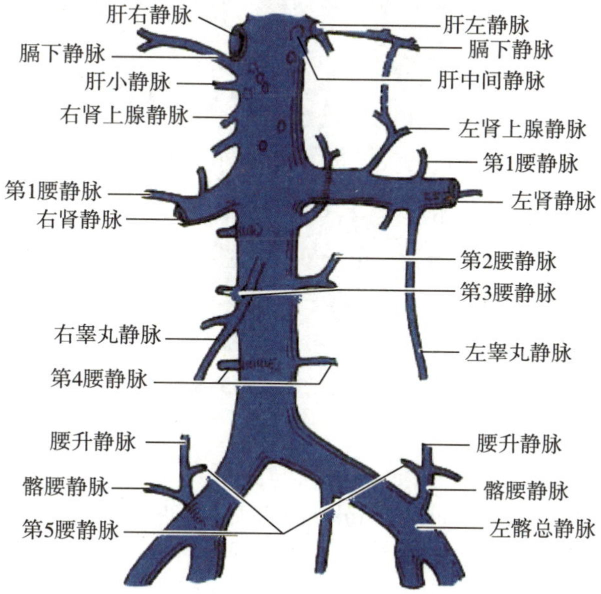

图6-12　下腔静脉及其属支

睾丸（卵巢）静脉起自蔓状静脉丛，穿腹股沟管深环，在腹后壁壁腹膜深面上行，与同名动脉伴行，多为2支。它们经腰大肌和输尿管的腹侧后合为1支，右侧者斜行汇入下腔静脉，左侧者几乎垂直上升汇入左肾静脉，两侧卵巢静脉自盆侧壁上行，越过髂外血管后的行程及汇入部位与睾丸静脉相同。

左侧睾丸静脉曲张较右侧常见。因为，左侧睾丸静脉垂直汇入左肾静脉，经左肾静脉再注入下腔静脉，流程较长，回流阻力较大；上行过程中有乙状结肠跨过，易受其压迫，左肾静脉经肠系膜上动脉根部与腹主动脉所形成的夹角处汇入下腔静脉，左肾静脉回流受阻亦可累及左睾丸静脉。

腰静脉4对，收集腰部组织的静脉血，汇入下腔静脉。左侧腰静脉走行于腹主动脉的后方。腰静脉与椎外静脉丛有吻合，并借之与椎内静脉丛相通。各腰静脉之间纵行的交通支称为腰升静脉。两侧的腰升静脉向下与髂腰静脉、髂总静脉及髂内静脉相连，向上与肾静脉和肋下静脉相通。两侧的腰升静脉分别经左、右膈脚入后纵隔后，左侧移行于半奇静脉，右侧移行于奇静脉，最后汇入上腔静脉。因此，腰升静脉也是沟通上、下腔静脉系统间的侧支循环途径之一。

下腔静脉的变异类型包括双下腔静脉（图6-13）、左下腔静脉和下腔静脉肝后段缺如等。由于变异的下腔静脉起点、行径、汇入部位以及周围器官的毗邻关系等与正常不同，故在行腹膜后隙手术时，应注意防止其损伤。行肾切除术处理肾蒂时，应注意有无下腔静脉变异，切勿损伤左侧下腔静脉。

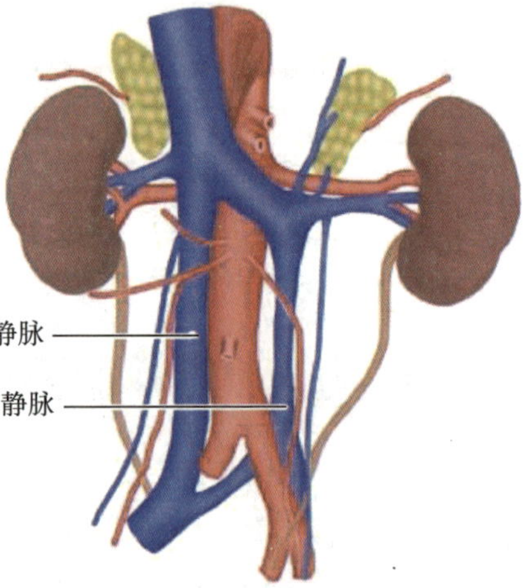

图 6-13　双下腔静脉

六、腰交感干

腰交感干（lumbar sympathetic trunk）由3或4个神经节和节间支构成，位于脊柱与两侧腰大肌之间，表面被深筋膜覆盖，上方连于胸交感干，下方延续为骶交感干。左、右腰交感干之间有横向的交通支（图6-14）。行腰神经节切除术时，不仅应切除交感干神经节，还需同时切除交通支，以达到理想治疗效果。

左腰变感干与腹主动脉左缘相距1cm左右。右腰交感干的前面除有下腔静脉覆盖外，有时有1或2支腰静脉越过。两侧腰交感干的下段分别位于左、右髂总静脉的后方。左、右腰交感干的外侧有生殖股神经，附近还有小的淋巴结，行腰神经节切除术时均应注意鉴别。

腰神经节（lumbar ganglion）在第12胸椎体下至腰骶椎间盘的范围内，数目常有变异，主要是由于神经节的融合或缺如。第1、2、5腰神经节位于相应椎体的平面，第 3、4腰神经节的位置多高于相应的椎体。第3腰神经节多位于第2~3腰椎间盘平面，第4腰神经节多位于第3~4腰椎间盘平面。当行腰交感干神经节切除术寻找神经节时，可参考以上标志。

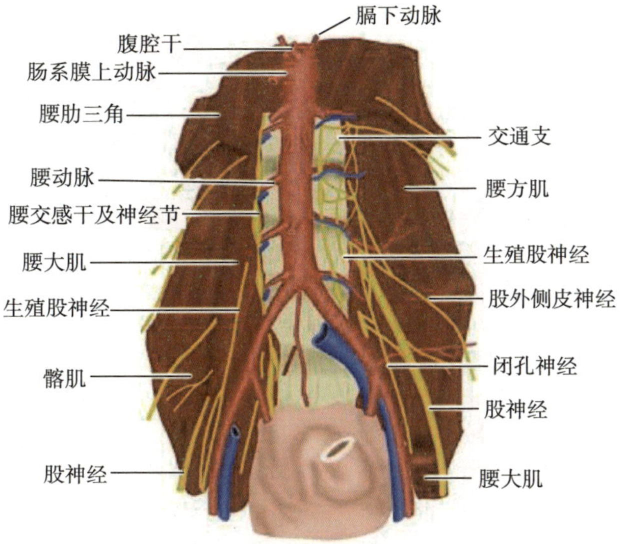

图 6-14　腹膜后隙的血管神经及血管

七、乳糜池

乳糜池（cisterna chyli）位于第一腰椎体前方。腹主动脉的右后方，有时在腹主动脉与下腔静脉之间，其上端延续为胸导管，向上经膈的主动脉裂孔进入胸腔。肠干和左、右腰干汇入乳糜池。约有14%的人无明显的乳糜池，而由互相吻合的淋巴管所替代。

【临床常见疾病】

常见疾病	特点	临床表现	特殊表现
肾损伤	肾脏损伤多由火器伤、刺伤以及局部直接或间接暴力所致。依创伤的程度分为挫伤、撕裂伤、碎裂伤和肾蒂伤4种类型	1.腰部外伤：有下位肋骨骨折、腰部疼痛及腰肌紧张。多伴肉眼血尿，肾蒂断裂者可无血尿。开放伤则可由伤口渗出尿液 2.局部肿块：伤侧腰部或腹部出现肿块 3.休克：伤情严重、出血多时可出现失血性休克 4.血尿：绝大多数的患者都有此症状，血尿量的多少与肾脏损伤的程度和范围成正比。大多为损伤后立刻出现，但亦可在损伤初期血尿停止后2～3周内再度出现继发性血尿	血肿及尿外渗易继发感染并导致发热
膀胱损伤	膀胱损伤是各种暴力引起的膀胱组织结构的挫伤、裂创及挫裂创。膀胱空虚时不易受伤，充盈时伸展至下腹部，壁薄而紧贴于腹前壁，易受损伤	1.休克 2.血尿 3.排尿困难 4.腹痛：腹膜外型局限于下腹部，腹膜内型则为全腹性（尿性腹膜炎） 5.尿瘘：膀胱直肠瘘，膀胱阴道瘘	闭合性损伤时，体表皮肤常有皮肤肿胀、血肿和瘀斑

续表

常见疾病	特点	临床表现	特殊表现
尿道损伤	男性尿道因其解剖特点容易受伤。男性尿道由尿道生殖膈分为前、后两部分。前尿道的球部位于会阴部，常因会阴部骑跨伤而损伤；后尿道的膜部穿过尿生殖膈，也是尿道最固定的部位。外伤性骨盆骨折移位，常造成尿生殖膈撕裂，可导致尿道撕裂或断裂。尿道损伤处理不及时或处理不当，可发生严重并发症	1.休克：特别是骨盆骨折引起的后尿道损伤或合并其他内脏损伤时，常因损伤广泛大量失血、疼痛发生休克 2.尿道滴血与血尿：为尿道损伤最常见的症状。但出血量的多少，并不能反映尿道损伤的程度。前尿道损伤表现为在不排尿时即有鲜血自尿道口滴出。后尿道损伤多表现为初始血尿或终末血尿。若后尿道完全断裂。因不能排尿及尿道外括约肌痉挛，可以不出现血尿而表现为尿潴留 3.疼痛：损伤部位常有疼痛及压痛，排尿时疼痛常向阴茎头、会阴部及肛门周围放射 4.排尿障碍：因损伤致局部水肿、疼痛、外括约肌痉挛、尿道断裂等，可造成排尿困难甚至发生尿潴留 5.血肿及瘀斑：骑跨伤时会阴部可出现血肿及瘀斑，并可延至阴囊，使会阴及阴囊肿胀并呈青紫色 6.尿外渗：是尿道损伤的严重病变，常发生于尿道破裂或尿道断裂，因频繁排尿致使尿液从裂口渗出形成尿外渗，其范围随损伤部位不同而异	直肠指诊对确定尿道损伤部位极为重要

【知识运用】

患者，男，47岁。不慎被汽车撞击下腹部，自觉下腹部剧痛，不能活动，2小时后被平车送往医院救治。患者自述不能自主排尿，疑有尿道损伤。查体：面色苍白，呼吸急促，P120次/分，BP 70/50mmHg；下腹膨隆，压痛，反跳痛，肌紧张，会阴部有青紫。导尿管插入引出300ml血性液体后再无尿液引出。辅助检查：X线示骨盆骨折，超声示盆腔有大量积液。

问题1 ____________________

解决方案 ____________________

____

问题2 ____________________

解决方案 ____________________

____

____

问题3 ____________________

解决方案 ____________________

【课后任务】

思政元素：在工作中表现出爱伤意识，关心体贴患者。

思政元素

【目标检测】

患者，男，23岁。左腰部撞伤1小时急诊入院。患者面色苍白、神情紧张，主诉左腰部疼痛。查体：血压88/55mmHg，脉搏120次/分。左腰部膨隆，血尿明显。患者可能的诊断为

A. 肾挫伤　　B. 肾部分裂伤　　C. 肾全层裂伤

D. 肾蒂损伤　　E. 脾破裂

参考答案

（孙　静）

第二节　尿液的形成与结石

学习目标

知识目标

1. 掌握尿液形成的过程。
2. 掌握结石形成的过程。

技能目标

1. 能够分析泌尿系统结石的发病基础。
2. 能够指导患者进行疾病的预防。

素质目标

护理泌尿系统结石患者时尊重患者、关爱患者。

【任务导入】

患者，男，45岁，因左腰部隐痛1个月就诊。查体：左肾区有叩击痛。辅助检查：尿常规示镜下血尿，超声检查示左肾盂内有一结输尿管通畅。考虑为结石，大小为1.2cm × 1.4cm。IVP示肾功能正常，双侧为“左肾结石”。

讨论

1.简述尿液形成的过程。

2.结石的形成原因是什么?

3.引起泌尿系统结石的原因有哪些?

4.泌尿系统结石的临床表现有哪些?

【理论知识】

由肾脏生成，经输尿管、膀胱排出的含有大量代谢终产物的液体，又称尿液或小便，是人类和脊椎动物为了新陈代谢的需要，经由泌尿系统及尿路排出体外的液体排泄物。排出的尿液可调节机体内水和电解质的平衡以及清除代谢废物，尤其是退化变性的蛋白质和核苷酸所产生的含氮化合物。正常人的尿液大多数为淡黄色液体。尿液检查可以揭示出许多的疾病。尿的生成有赖于肾小球的滤过作用和肾小管、集合管的重吸收分泌。

一、形成与排出

(一)尿的形成过程

血液流经肾小球时，血液中的尿酸、尿素、水、无机盐和葡萄糖等物质通过肾小球的滤过作用过滤到肾小囊中，形成原尿。当尿液流经肾小管时，原尿中对人体有用的全部葡萄糖、大部分水和部分无机盐，被肾小管重新吸收，回到肾小管周围毛细血管的血液里。原尿经过肾小管的重吸收作用，剩下的水和无机盐、尿素和尿酸等形成了尿液。

(二)尿液的排出

血液流经肾脏后，经过肾小球的滤过作用和肾小管的重吸收作用产生尿液，经输尿管输送尿液至膀胱，膀胱为贮存尿液的器官，后经尿道将尿液排出体外。

二、成分

1.尿(urine) 由肾脏生成，经输尿管、膀胱排出含有大量代谢终产物的液体。其成分中水占96%~97%，其他为尿素、尿酸、肌酐、氨等非蛋白氮化合物及硫酸盐等。尿呈淡黄色，比重1.015~1.025。尿的酸碱度受食物性质的影响，变动很大，pH 5.0~7.0，最大变动范围可达pH4.5~8.0，平均为6.0。尿的渗透压波动于600~1000mOsm/(kg·H_2O)随尿量而异。每日尿量约1500ml，其中500ml为基本排水量，伴随代谢产物排出(每日尿量少于500ml，即为少尿)，余为机动排水量，随进水量的增减而变动。

2.排尿 正常人每昼夜排出的尿量在1000~2000ml之间，一般为1500ml左右。在异常情况下，每昼夜的尿量可显著增多或减少，甚至无尿。每昼夜尿量长期保持在2500ml以上情况，称为多尿。每昼夜在100~500ml范围，则称为少尿。如果每天尿量不到100ml，可称为无尿。尿量太多，则体内丧失过甚，结果会导致脱水。尿量太少，代谢产物将聚积在体内，给机体带来不良影响；而无尿的后果，则更为严重。

3.尿的比重　随尿量而变动，一般介于1.015~1.025之间，最大变动范围为1.001~1.035。

三、异常尿色

1.正常的尿一般呈淡黄色或白色，但当人体泌尿器官或其他系统出现问题时，人的尿可以出现不同颜色。

2.对于病理尿来说，红色尿很常见，引起的原因也很多。血尿是最常见的原因之一。泌尿道任何部位有损伤出血均可引起血尿，如急性肾炎、泌尿道结石、结核、肿瘤、泌尿系统的先天畸形或运动性血尿等。此外，全身性疾病如血液病、某些传染病也常可出现血尿。当肌肉受到严重的挤压伤时，肌红蛋白进入血液，通过肾脏排出，尿液也可呈暗红色。

3.黄褐色像浓茶样的尿多数见于黄疸患者，如急性黄疸型肝炎或胆道梗阻。

4.棕褐色似酱油样的尿常是血管内溶血引起的血红蛋白尿，如蚕豆病、血型不合的溶血性输血反应等。

5.白色尿的常见原因是丝虫病时引起的乳糜尿、严重泌尿道化脓感染引起的脓性尿。

6.一般情况下，尿颜色改变的同时，还会有相关的症状。虽然尿的颜色可以告诉我们一些疾病，但是也不能看到颜色改变就惊慌失措，因为尿液颜色与饮食、服药也有关系。最常见的是大量进食胡萝卜时尿呈黄亮色；服中药大黄，可使尿色深黄如浓茶样。

【临床常见疾病】

	常见疾病	特点	临床表现	其他
尿路结石	上尿路结石	肾和输尿管结石，又称上尿路结石。其程度和结石部位、大小、活动与否及有无损伤、感染、梗阻等有关	1.疼痛：呈阵发性或持续性，可表现为钝痛或绞痛。疼痛呈刀割样，位于腰、腹部，并向下腹、外阴放射，常伴恶心、呕吐 2.血尿：血尿为另一重要症状。疼痛后出现血尿，多在身体活动时出现 3.膀胱刺激症：下段输尿管结石或伴感染时，可出现尿频、尿急、尿痛 4.恶心、呕吐	
	下尿路结石	下尿路结石是指发生在尿路下端的结石，包括膀胱结石和尿道结石	1.膀胱结石：常表现为排尿中断和排尿疼痛。结石若嵌于膀胱颈口，则出现明显排尿困难，亦可排尿中断或发生急性尿潴留，患者必须改变体位或摇晃身体，才能继续排尿，此时突然发生剧痛，可放射至阴茎、阴茎头和会阴部 2.尿道结石：表现为排尿困难，呈滴沥状，有时出现尿流中断及尿潴留	能造成不同程度的局部损害、梗阻和感染、肾积水。当发生尿路感染时还可出现尿频、尿急、尿痛，严重时出现发热的症状

【知识运用】

患者，男，35岁。突发左腰部刀割样痛3小时急诊入院。患者3小时前骑自行车途中突发左腰部刀割样痛，向下腹、会阴及大腿内侧放射。既往身体健康。平素喜肉食，每日饮水量少，200~300ml。查体：左肾下区有叩击痛。尿液检查示镜下血尿；超声检查示右肾盂内有多个直 径0.8~1.5cm大小不等的结石。

问题1 ______________________________

解决方案 ______________________________

____

问题2 ______________________________

解决方案 ______________________________

____

问题3 ______________________________

解决方案 ______________________________

____

【课后任务】

思政元素：在护理泌尿系统结石患者时尊重患者的感受，表现出对患者的关爱。

思政元素

【目标检测】

1. 患者，男，30岁。腰部隐痛、钝痛2个月。今晨突然发作阵发性刀割样疼痛。患者辗转不安，呻吟呼痛，面色苍白。镜下血尿，应考虑为

A.肾结石、肾绞痛　　B.阑尾炎　　C.胆囊炎

D.肠扭转　　E.肾肿瘤

2. 良性前列腺增生的典型症状是

A.尿频　　B.尿痛　　C.血尿

D.尿潴留　　E进行性排尿困难

参考答案

（孙　静）

第七章　内分系统解剖与疾病

第一节　甲状腺结构与常见疾病

PPT

学习目标

知识目标

1.掌握甲状腺结构及功能。

2.掌握甲亢的特点。

技能目标

1.能够分析甲亢的发病基础。

2.能够指导社区人群识别甲亢。

素质目标

关爱患者。

【任务导入】

患者，女，30岁。畏热，多汗，多食，体重下降，突眼，脖子增粗，脾气暴躁，心慌气短5个多月。近日劳累后，出现高热、心悸、呼吸急促。查体：患者消瘦，神志恍惚，烦躁。T 39.1℃，P 142次/分，R 32次/分，BP 100/60mmHg，突眼，甲状腺肿大，可闻及血管杂音。实验室检查：FT_4、FT_3升高，TSH降低。初步诊断为甲状腺功能亢进、甲状腺危象。

讨论

(1)甲状腺的功能是什么?

(2)引起甲亢的原因有哪些?

(3)甲亢患者的临床表现有哪些?

【理论知识】

一、甲状腺

(一)甲状腺的位置

甲状腺(thyroid gland)位于颈前部，紧贴喉和气管上部，呈“H”形(图7-1)，分为左、右侧叶和峡部。侧叶贴附于喉和气管上部的两侧、自甲状软骨中部至第6

气管软骨。甲状腺峡位于第2～4气管软骨前方，有时向上伸出锥状叶，较长者可达舌骨，气管切开术要尽量避开甲状腺峡。

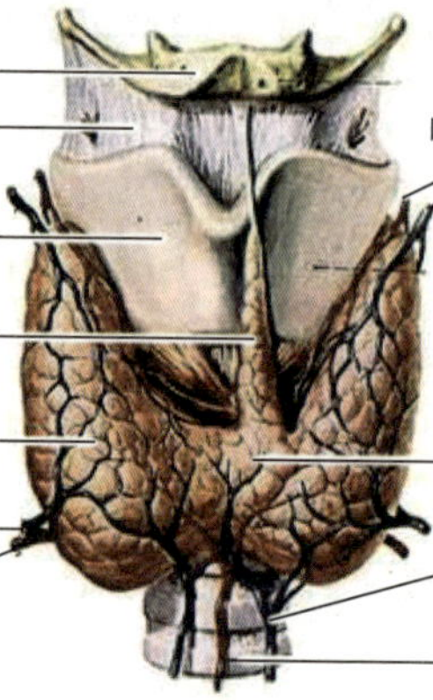

图 7-1　甲状腺

（二）甲状腺的被膜

甲状腺表面包被有纤维囊，此囊还伸入腺组织，将腺分为很多小叶。囊外有颈深筋膜形成的甲状腺鞘（假背囊）包裹，腺鞘与纤维囊之间的间隙内有疏松结缔组织、血管、神经和甲状旁腺等。此间隙内充满疏松的结缔组织，手术分离甲状腺时，应在此间隙内进行，并避免损伤不该损伤的结构。在侧叶上端，甲状腺鞘增厚形成甲状腺悬韧带，并借此韧带固定于喉软骨，故吞咽时甲状腺可随喉上下移动。

（三）甲状腺的毗邻

甲状腺前面由浅入深依次为皮肤、浅筋膜、颈筋膜浅层、舌骨下肌群和气管前筋膜。甲状腺叶的左、右侧叶的内面与喉和气管，咽和食管以及喉返神经等相毗邻，其后外侧与颈动脉鞘及鞘内的颈总动脉、颈内静脉和迷走神经以及位于椎前筋膜深面的颈交感干相邻。当甲状腺肿大时，如向内侧压迫，可出现呼吸与吞咽困难和声音嘶哑等；如向后外压迫交感干，可出现Horner综合征，即瞳孔缩小、上睑下垂及眼球内陷等。

（四）甲状腺的血供和神经

甲状腺的血液供应非常丰富，主要来源于甲状腺上动脉（颈外动脉的分支）和甲状腺下动脉（锁骨下动脉的分支）。甲状腺上、下动脉均有分支，这些分支分布在甲状腺的上下左右且与喉部、气管、咽部、食管的动脉分支都互相吻合，构成丰富的血管网。甲状腺有3条主要静脉：即甲状腺上、中、下静脉，甲状腺上、中静脉血液流入颈内静脉；甲状腺下静脉血液直接流入无名静脉。由于甲状腺的血液循环丰富，因此在甲状腺损伤时容易出血。甲状腺附近的神经主要有喉上神经和喉返神经，均起自迷走神经。喉上神经有内支和外支。内支为感觉支，分布在喉与会厌黏膜上；

外支为运动支，与甲状腺上动脉贴近，分布在环甲肌上。喉返神经在颈部位于甲状腺背侧的气管食管沟内，支配声带运动。

（五）甲状腺的功能

甲状腺分泌甲状腺素，可调节机体的基础代谢，并影响机体的正常生长发育，特别是神经系统和骨骼。甲状腺功能亢进时，可出现心跳加快、体重减轻、神经过敏、眼球前凸等症状。甲状腺功能低下时，成人易患黏液性水肿，幼儿易患呆小症。缺碘时可引起甲状腺的组织增生而导致腺体增大，称地方性甲状腺肿。甲状腺的功能活动受大脑皮层–下丘脑–垂体前叶系统反馈性调节和控制。此外，甲状腺对体内碘缺乏或碘过剩也有适应性调节。当血液中无机碘含量升高时，能刺激甲状腺摄碘及其与酪氨酸结合而生成较多的甲状腺素。当血液中无机碘蓄积到一个临界值后，可引起碘与酪氨酸结合的进行性抑制及甲状腺素合成与释放的降低。甲状腺通过上述调节系统控制，维持人体正常的生长发育与代谢功能。

二、甲状旁腺

（一）位置、形态

甲状旁腺（parathyroid gland）是形似黄豆大小的两对扁椭圆形小体（图7–2），棕黄色。通常贴附于甲状腺侧叶的后面纤维囊上，多数人为上、下两对，其中上一对约在甲状腺侧叶后面的上、中1/3交界处，下一对位于侧叶下部、甲状腺下动脉附近，甲状旁腺有时可埋入甲状腺实质内。作甲状腺手术时，要保留甲状腺侧叶的后部，避免将甲状旁腺一并切除。腺体的数目和位置可有较大的变化，一般幼儿时期体积较大。

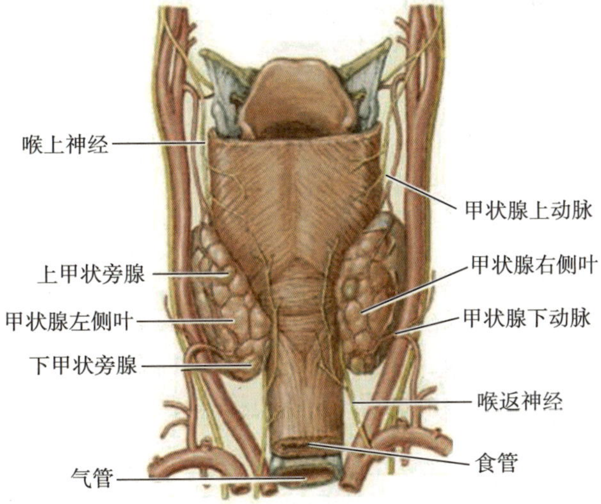

图 7–2　甲状旁腺

（二）功能

甲状旁腺分泌甲状旁腺素，调节体内钙磷的代谢，维持血钙平衡。甲状旁腺如被切除或激素分泌不足时，血钙浓度降低，导致手足搐搦，甚至死亡。甲状旁腺功能亢进，骨质过度吸收，易骨折。

【临床常见疾病】

	常见疾病	特点	临床表现	其他
甲状腺相关的疾病	甲状腺功能亢进（甲亢）	甲亢：是由各种原因导致甲状腺素分泌过多而出现的以高代谢症状群为主的一组临床综合征	甲亢患者主要表现为：心慌、心动过速、脉快有力（脉率常在100次/分，休息和睡眠时仍快）、畏热、多汗、食欲亢进、消瘦、体重下降、肌无力或肌肉萎缩（疲乏无力）、情绪易激动、性情急躁、失眠、思想不集中、眼球突出、手舌颤抖、甲状腺肿或肿大，女性可有月经失调甚至闭经，男性可有阳痿或乳房发育等。其中脉率增快及脉压增大常用于判断病情的严重程度和治疗效果。体检：甲状腺多呈对称性、弥漫性肿大，触诊可扪及震颤，听诊可闻及杂音；双眼睑裂增宽、眼球突出、瞬目减少	正常甲状腺组织24h吸 ^{131}I 率为人体总量的30%~40%，如果2h内甲状腺摄 ^{131}I 率超过人体总量的25%，24h内超过50%，且提前出现摄 ^{131}I 高峰，以上都说明有甲亢
	甲状腺肿瘤	甲状腺肿瘤：有良性和恶性2种。良性肿瘤，最常见的是甲状腺腺瘤，病理形态学显示具有完整的包膜，分为滤泡状腺瘤和乳头状囊性腺瘤，以滤泡状腺瘤多见。恶性肿瘤，最常见的是甲状腺癌，病理形态学显示呈浸润性生长，无完整包膜	1.甲状腺腺瘤：多数为无意中或体检时发现颈部肿物，生长较慢，无症状；若乳头状囊性腺瘤发生囊内出血，肿瘤体积可在短期内迅速增大，并伴有局部胀痛。检查可见甲状腺部位发现圆形或椭圆形肿块，多为单发，表面光滑，边界清楚，无压痛，能随吞咽上下移动 2.甲状腺癌 （1）肿块：为常见的主要症状。肿块多为单发、固定、质硬、表面高低不平，随吞咽可上下移动或移动度较差 （2）压迫症状：晚期可压迫喉返神经、气管或食管，出现声音嘶哑、呼吸困难或吞咽困难；若压迫颈交感神经丛，可产生Horner综合征，表现为患侧瞳孔缩小、上眼睑下垂、眼球内陷、同侧面部无汗等 （3）转移症状：常见颈部淋巴结肿大、骨（多见于颅骨、椎骨、胸骨、盆骨等扁骨）和肺转移 （4）其他：髓样癌本身可产生激素样活性物质如5-羟色胺和降钙素，可出现腹泻、心悸、颜面潮红和血钙降低等症状	放射性 ^{131}I 或 ^{99}Tc 扫描：甲状腺腺瘤可表现为温结节、冷结节或凉结节，其边缘较清晰，也可略模糊

【知识运用】

患者，女，28岁。因心悸、畏热多汗、食欲亢进、消瘦无力、体重减轻来院诊治。查体：体温37℃，BP 140/75mmHg，P 106次/分，眼球突出，睑裂增宽，双侧甲状腺弥漫性对称性肿大。T_3、T_4水平升高，甲状腺摄碘率增高。

问题1 ____________________

解决方案 ____________________

____

问题2 ____________________

解决方案 ____________________

____

问题3 ____________________

解决方案 ____________________

____

【课后任务】

思政元素：关心体贴患者

思政元素

【目标检测】

患者，女，29岁。甲状腺大部切除术后3小时，突然呼吸困难、颈部肿胀、口唇发绀，当班护士的紧急处理首先应

A. 拆线，敞开伤口　B. 高浓度吸氧　C. 注射呼吸兴奋药

D. 环甲膜穿刺　E. 人工辅助呼吸

参考答案

（卢玉仙）

第二节　胰腺的结构与常见疾病

学习目标

知识目标

1. 掌握胰腺结构及功能。
2. 掌握胰腺常见疾病的特点。

技能目标

1. 能够分析胰腺常见疾病的发病基础。
2. 能够指导患者进行疾病的预防。

素质目标

关爱、爱护患者。

【任务导入】

患者，男，63岁。主因多饮、多食、多尿10余年入院。体重超重11%，有典型"三多一少"症状4个月。入院前监测空腹血糖：15.57mmol/L，餐后血糖21.88mmol/L，经规范的糖尿病治疗血糖仍不能较好控制。入院时随机血糖15.6mmol/L，尿常规尿糖(+++)，酮体(+)，血钾3.25mmol/L。OGTT示：空腹血糖6.59mmol/L，餐后2小时血糖16.93mmol/L，糖化血红蛋白12.5%。超声检查提示：轻度脂肪肝，血管超声符合动脉粥样硬化性改变。神经电生理符合糖尿病性周围神经病变(轻度)。检查诊断为2型糖尿病，糖尿病周围神经病变脂肪肝(轻度)动脉粥样硬化症。

讨论

1.简述胰腺的结构。

2.胰岛素的作用是什么?

3.糖尿病的病因有哪些?

4.糖尿病的临床表现有哪些?

【理论知识】

一、胰腺结构

胰是一个狭长的腺体，横置于腹后壁1~2腰椎体平面，质地柔软，呈灰红色。胰可分胰头、胰颈、胰体、胰尾四部分(图7-3)。

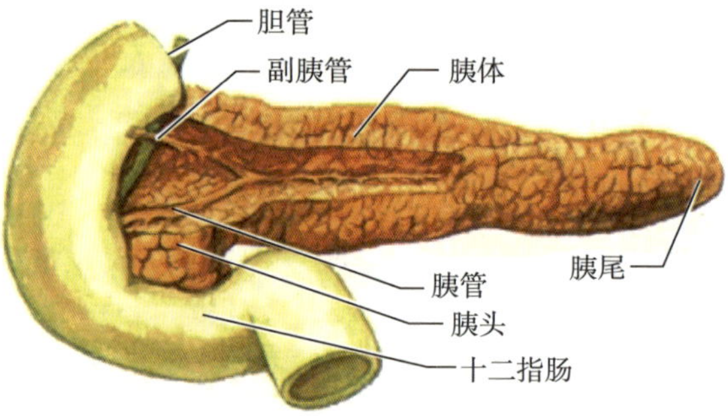

图7-3 胰腺

胰管位于胰实质内，其行走与胰的长轴一致，从胰尾经胰体走向胰头，沿途接受许多小叶间导管，最后于十二指肠降部的壁内与胆总管汇合成肝胰壶腹，开口于十二指肠大乳头。在胰头上部有时可见一小管，行于胰管上方，称为副胰管，开口于十二指肠小乳头。

二、胰腺功能

胰腺分为外分泌部和内分泌部两部分。外分泌腺由腺泡和腺管组成，腺泡分泌胰液，腺管是胰液排出的通道。胰液中含有碳酸氢钠、胰蛋白酶原、脂肪酶、淀粉酶等。胰液通过胰腺管排入十二指肠，有消化蛋白质、脂肪和糖的作用。

内分泌腺由大小不同的细胞团——胰岛所组成。胰岛主要由4种细胞组成，即A

细胞、B细胞、D细胞、PP细胞。A细胞分泌胰高血糖素，升高血糖；B细胞分泌胰岛素，降低血糖；D细胞分泌生长抑素，以旁分泌的方式抑制A、B细胞的分泌；PP细胞分泌胰多肽，抑制胃肠运动、胰液分泌和胆囊收缩。

三、胰岛素的功能

（1）促进肝糖原和肌糖原的合成。此作用主要通过提高肝脏和肌肉中糖原合成酶的活性而完成。

（2）促进葡萄糖进入肌肉和脂肪组织细胞内。

（3）激活葡萄糖激酶，生成6–磷酸葡萄糖。

（4）抑制糖异生。如胰岛素缺乏时，进入组织细胞内的葡萄糖减少。肝糖原的分解与异生增强；由肝脏释放入血的葡萄糖大大增加，血糖水平升高，并超过肾糖阈值而从尿中排出，表现为糖尿病、胰腺炎。

【临床常见疾病】

	常见疾病	特点	临床表现	其他
胰腺疾病	糖尿病	糖尿病是一组以高血糖为特征的代谢性疾病。高血糖则是由于胰岛素分泌缺陷或其生物作用受损，或两者兼有引起。长期存在的高血糖，导致各种组织，特别是眼、肾、心脏、血管、神经的慢性损害、功能障碍	糖尿病的典型临床表现为“三多一少”，即多饮、多尿、多食和体重下降，以及血糖高、尿液中含有葡萄糖等，病程久可引起多系统损害，导致眼、肾、神经、心脏、血管等组织器官的慢性进行性病变、功能减退及衰竭，病情严重或应激时可引起急性严重代谢紊乱	糖尿病是导致心脑血管疾病、死亡、截肢、失明、肾功能衰竭和心力衰竭的重要原因
	胰腺炎	胰腺炎：胰腺因胰蛋白酶的自身消化作用而引起的疾病	（1）休克：患者常出现休克症状如苍白、冷汗、脉细、血压下降等。引起休克的原因可有多种，如由于胰液外溢，刺激腹膜引起剧烈疼痛；胰腺组织及腹腔内出血；组织坏死，蛋白质分解引起的机体中毒等。休克严重者抢救不及时可以致死 （2）腹痛：腹痛常位于中上腹部，有时向腰背部呈束带状放射，弯腰或前倾坐位可减轻；常突然发作于大量饮酒或饱餐后，程度不一，轻者为钝痛，重者多呈持续性绞痛 （3）恶心、呕吐：多数患者起病即呕吐胃内容物，甚至呕吐胆汁，吐后腹痛并不缓解 （4）发热：多数急性胰腺炎患者出现中度发热，一般持续3～5天 （5）水电解质及酸碱失衡：患者有不同程度的脱水，频繁呕吐者可发生代谢性碱中毒，重症胰腺炎常伴有代谢性酸中毒、低钙血症、血糖升高、低血钾、低血镁	淀粉酶值在严重坏死型者，因腺泡严重破坏，淀粉酶生成很少，故其值并无增高表现

【知识运用】

患者，男，40岁。单位会餐后突然发生上腹部持续性剧烈疼痛，伴恶心、呕吐3小时来院就诊。查体：体温37.6℃，脉搏128次/分，呼吸24次/分，血压80/50 mmHg，急性痛苦病容，巩膜无黄染，心率128次/分，未闻及病理性杂音，呼吸24次/分，两肺未闻及干湿啰音，腹部膨隆，未扪及腹部肿块，移动性浊音（+），肠鸣音消失。胸腹透视无明显异常。血白细胞12.5×10^9/L，血清淀粉酶（苏氏法）1000U/dl，拟诊为急性出血坏死型胰腺炎。

问题1 ______________________________

解决方案 ______________________________

____

____

问题2 ______________________________

解决方案 ______________________________

____

____

问题3 ______________________________

解决方案 ______________________________

____

____

【课后任务】

思政元素：关心、爱护患者

思政元素

【目标检测】

患者，男，55岁。饱餐酗酒后2小时出现上腹部持续性疼痛并向左肩，腰背部放射，伴恶心、呕吐，12小时后来院急诊。目前最有助于诊断的检查是

A. 血常规　　B. 腹腔穿刺　　C. 血淀粉酶

D. 胸腹部平片　　E. 腹部B超检查

参考答案

（卢玉仙）

第三节　PBL实训案例

学习目标

知识目标

1. 学习甲状旁腺的解剖学、组织学。

2. 掌握正常甲状旁腺激素的生理学、生物化学。

技能目标

1. 能够运用所学知识解释骨质疏松症的发病原因。

2. 能够对骨质疏松症患者进行相应的健康指导。

素质目标

能够与需要长期随访的患者进行有效沟通，避免不必要的检查以减轻经济负担。

第一部分

患者，男，13岁。因“双髋关节疼痛2年，加重半年伴行走困难”就诊。患者两年前无明显诱因下出现双髋关节疼痛，当时无行走困难，未诊治。近一年渐加重，并发展到双膝关节，半年前疼痛明显加重，致行走困难。无疲劳、乏力、肌肉酸痛；无恶心、呕吐、嗳气反酸；无多饮、多尿、肉眼血尿；无胸闷、胸痛。至外院就诊，髋关节正侧位摄片示：两侧股骨颈吸收，骨质疏松脱钙，骨盆多发性疏松脱钙，股骨头颈移位骨折。小小年纪怎么就会骨质疏松骨折呢？由于当地医疗水平有限，孩子的父母带着孩子来到上海求医。

1. 主要讨论要点　年轻人的骨质疏松原因有哪些？

2. 发现问题

（1）简述人体内钙磷代谢的调节机制。

（2）引起该患者骨质疏松的原因是什么？

第二部分

为进一步明确诊断，将患者收住入院。由于患者的外院X线片上有脱钙的表现。首先给患者做了电解质的检查。结果发现患者血钙明显升高，达到3.28mmol/L。同时询问患者发现其有口干的症状。于是在进一步进行相关检查的同时，积极进行了补液、降钙等治疗措施。经过处理，患者血钙下降到了2.84 mmol/L。

1. 主要讨论要点　高钙血症的常见原因有哪些？处理措施有哪些？

2.发现问题

（1）目前该患者的诊断可能是什么？

（2）要进一步明确诊断，还有哪些辅助检查需要进行？

（3）在明确诊断的同时，对于该患者还需要注意哪些方面？

（4）临床处理高钙血症的方案是什么？

第三部分

进一步检查发现患者血碱性磷酸酶：2607IU/L（38~121IU/L），灭活后6IU/L。PTH >2000pg/ml（13~53pg/ml）。尿NT、降钙素及甲状腺功能均在正常范围。肾功能检查示肌酐46μmol/L，尿素氮3.4mmol/L，尿酸265μmol/L。颈部B超未见明显异常。胸部正位片示两肺纹理增多模糊，右肺门旁见椭圆形高密度影，右第四前肋缘见骨略膨隆改变，考虑骨痂形成。胸椎正位片示胸椎明显侧弯。颈部+上胸部MRI示右前上纵隔内占位，病灶明显强化，结合临床考虑异位甲状旁腺瘤可能。完善相关必要术前检查，于2013年12月27日转胸外科，2014年1月5日在全麻下行异位甲状旁腺腺瘤切除术，肿瘤大小为3cm×2cm×1.5cm。患者术后血钙 1.44~1.79mmol/L，出现了手足抽搐，予补钙、支持治疗。患者术后PTH为545.4pg/ml，较术前明显下降，一般情况好转出院随访。

1.主要讨论要点　原发性甲状旁腺亢进患者手术后的护理要点是什么？

2.其他问题

（1）患者手术之后为什么会出现手足抽搐？

（2）临床处理低钙血症的方案是什么？

（3）需要长期随访的患者出院时，应如何进行健康宣教？

反思日记

（徐益荣）

参考文献

［1］王家增，高玲.人体形态与结构[M].北京：中国医药科技出版社，2022
［2］李乐之，路潜.外科护理学[M].第七版.北京：人民卫生出版社，2021
［3］高薇，狄树婷.外科护理学[M].北京：中国医药科技出版社，2021
［4］曹永孝.器官-系统整合PBL教程与案例[M].北京：人民卫生出版社，2015
［5］尤黎明，吴瑛.内科护理学[M].第七版.北京：人民卫生出版社，2021
［6］周华，崔慧先.人体解剖生理学[M].第七版.北京：人民卫生出版社，2021
［7］熊云新，叶国英.外科护理学[M].第四版.北京：人民卫生出版社，2022
［8］陈燕,孙志玲.内科护理学[M].第四版.北京：中国医药科技出版社，2021
［9］丁文龙，刘学政.系统解剖学[M].第九版.北京：人民卫生出版社，2018